LE NOUVEAU
MÉDECIN DES PAUVRES

LE NOUVEAU MÉDECIN DES PAUVRES

PAR

GÉRARD COUTARET

1500 Recettes Pratiques

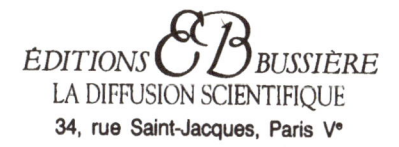

ÉDITIONS *&B* BUSSIÈRE
LA DIFFUSION SCIENTIFIQUE
34, rue Saint-Jacques, Paris V^e

OUVRAGES DU MEME AUTEUR

Manuel pratique de magnétisme curatif.

La guérison par les fluides.

Traité de médecine naturelle.

Les 600 remèdes du guérisseur.

La guérison par l'argile.

La guérison par les plantes, les légumes et les fruits.

Comment on soigne, comment on guérit le rhumatisme.

Comment on soigne, comment on guérit le foie, la vésicule biliaire.

Comment on soigne, comment on guérit l'intestin.

Comment on soigne, comment on guérit l'estomac.

ISBN : 2-85090-208-X

HYGIÈNE GÉNÉRALE

La Peau

La peau doit respirer, c'est la base de toute parfaite santé. Les boutons et bobos de toutes sortes résultent trop souvent d'une hygiène mal comprise et d'habitudes mauvaises.

La peau du corps doit être l'objet d'un nettoyage quotidien à l'eau froide de préférence parce que stimulant mieux la circulation sanguine au niveau des tissus cutanés. Il est préférable de se servir d'un savon de toilette plutôt que de tout autre savon destiné plus spécialement à la lessive.

La peau, une fois débarrassée de ses impuretés, nous recommandons les frictions au gant de crin qui réveillent la circulation endormie et paresseuse et donnent à la peau une teinte saine.

Nous insistons sur l'intérêt de la friction au gant de crin, car c'est la santé même de la peau qui en dépend, c'est donc la nôtre également puisque notre corps respire aussi par les pores. Ces pores s'obstruent par l'intérieur et seule une circulation sanguine activée nettoie les cellules des toxines qui les embarrassent.

Ces soins d'hygiène bien observés, il faut s'abstenir

de se trop vêtir. Un léger sous-vêtement de laine à même la peau suffira, même par les temps les plus rigoureux, à vous garantir du froid. N'entassez pas vêtement sur vêtement. Evitez les épais sous-vêtements de coton, car un seul ne vous suffira pas et votre peau ne pourra plus respirer ; d'autre part, la laine absorbe mieux la sueur.

Nous nous devons de signaler à votre attention ce fait que, souvent, par les jours les plus chauds de l'été, de graves maladies se contractent au cours de simples refroidissements. Il est pourtant si facile de les éviter avec un peu de prudence ; car ce n'est pas seulement l'hiver qu'il faut se garantir du froid, mais aussi pendant la saison chaude au cours de laquelle on est pris en traître : vous marchez, vous avez chaud, vous suez ; un vent léger, l'ardeur du soleil évaporent votre sueur, vous sentez un frisson vous parcourir le dos, il est déjà trop tard, le mal est fait.

Car toute évaporation produit un refroidissement ; et, pour bien vous en convaincre, humectez légèrement la paume de votre main et soufflez dessus. Vous sentirez rapidement un froid sournois s'accentuer au cours de l'évaporation. Si vous avez pris la précaution de revêtir sur la peau un léger tricot de laine ou, à défaut, de coton, à mailles lâches, ce tricot absorbera votre sueur ; vous n'aurez pas, d'une part, le désagrément de sentir votre chemise adhérer à votre corps, et d'autre part, pas d'évaporation dangereuse à craindre.

S'habiller légèrement l'hiver ne signifie pas ne pas se couvrir suffisamment. Selon les tempéraments d'ailleurs, telle personne aura besoin de plus de laine que telle autre. L'important, c'est de bien comprendre l'habillement.

Le confort n'exclue pas l'élégance.

Il faut d'abord n'être gêné en rien afin de favoriser la libre circulation du sang : pas de gaines trop étroites, d'élastiques trop serrés, principalement ceux des vêtements d'enfants qui ne savent guère discerner ce qui les gêne.

La Respiration

Une condition essentielle de bonne santé est d'inspirer le plus d'oxygène possible pour enrichir le sang et par là toutes les cellules de notre corps en produits oxygénés et vivifiants.

Une cellule privée d'oxygène est une cellule qui meurt.

Vous n'ignorez pas que l'organisme humain est composé d'une infinité de cellules microscopiques ; plus ou moins différentes les unes des autres suivant la fonction qu'elles remplissent, et qui ont chacune leur vie propre. Il en résulte que la mort d'une cellule est la mort d'une partie de nous-mêmes. Quand une cellule meurt, il faut qu'elle se recrée immédiatement, autrement il y a déficience, état de maladie.

Un sang enrichi d'oxygène est un véhicule de vie qui régénère les cellules. Il importe donc de respirer profondément.

D'abord, il faut veiller à se tenir toujours bien droit, les épaules un peu effacées. Votre allure sera plus souple, plus aisée ; votre respiration se fera normalement, à fond.

Remarquez que les timides sont, en général, des individus mal portants, de santé débile ; ils marchent en regardant leurs pieds ; ils se recroquevillent sur eux-mêmes ; leurs épaules sont affaissées. Ce sont des êtres incapables de respirer largement, longuement.

Tandis qu'un homme bien équilibré, porte le front haut, sa démarche est assurée, son visage respire le bien-être. Cet homme-là sait respirer ; il sait qu'une bonne respiration est la base de la santé de l'organisme humain.

Outre l'habitude de donner au poumon le plus de liberté possible par une bonne attitude, quelques mouvements respiratoires pratiqués régulièrement le matin au lever sont tout indiqués pour commencer la journée en bonne forme.

Les Dents

Les dents réclament des soins assidus ; aussi faut-il les laver matin et soir. Notons cependant que le lavage du soir est plus utile que celui du matin, car les dépôts d'aliments absorbés, qui à la suite de chaque repas s'infiltrent dans les interstices des dents, disposent de toute la nuit pour accomplir leur œuvre de destruction.

Les dents doivent être brossées dans le sens de leur hauteur. Pour cela, employer une bonne brosse ni trop dure ni trop douce qui débarrassera vos dents des particules alimentaires susceptibles de les détériorer.

Les Cheveux

Trop de femmes se plaignent souvent d'avoir les cheveux secs et ternes ; elles voient leur cuir chevelu se couvrir de pellicules.

Le cheveu et le cuir chevelu réclament des soins dont dépend l'esthétique de la chevelure.

Les cheveux doivent être lavés au moins une fois par semaine. Tous les jours, les cheveux doivent être brossés matin et soir. Il faut employer une brosse assez dure. Le brossage ne doit pas seulement nettoyer les cheveux en enlevant les poussières qui s'accumulent au cours de la journée, mais il a aussi pour but de masser le cuir chevelu afin d'activer la circulation du sang.

La brosse ne suffit pas pour ce massage. Il faut ensuite masser avec les deux mains ; ces massages, circulaires de préférence, font affleurer le sang et redonnent leur vitalité aux cheveux.

HYGIÈNE ALIMENTAIRE

I. — La première chose à observer, même lorsqu'on est en bonne santé, est la bonne mastication. Bien mastiquer, c'est soulager l'estomac de la moitié de son travail, car les dents réduisent le volume des aliments et, en les réduisant, augmentent la possibilité de mélange des aliments avec la salive.

« La bouche est le seul organe digestif qui soit sous l'influence de la volonté : profitez-en et, si vous mâchez bien, vous digérerez complètement.

Mastiquez avec soin, très lentement, même les soupes, les purées, le lait » (Victor Pauchet).

II. — Il ne faut jamais engloutir la nourriture comme un affamé. Pour bien faire, il faudrait sortir de table avec un léger appétit. En tout cas, il ne sert de rien de manger énormément. Pour se bien porter, il suffit de manger suffisamment et d'arrêter lorsque l'appétit est apaisé. Trop de nourriture embarrasse la digestion et provoque plus de malaises qu'elle ne fait de bien.

III. — Il ne faut pas évidemment tomber dans l'excès contraire et, sous prétexte de lourdeurs d'estomac à la suite des repas, toucher à peine aux aliments.

Dans ces cas-là, il faut manger des aliments légers, mais manger à sa faim.

IV. — La digestion ne peut pas être assurée si vous vous crispez au cours des repas, si vous remâchez vos soucis quotidiens.

Les repas doivent être un moment de détente.

La lecture en mangeant est tout à fait contre-indiquée, car elle occupe votre attention et crispe votre estomac ; d'autre part, la position que vous adoptez pour lire gêne votre estomac qui a besoin à ce moment de toute la place qui lui est dévolue pour mener à bien la digestion. Il vous est d'ailleurs impossible de savourer ce que vous mangez et, de ce fait, vous ne salivez pas assez.

Le repas, qui réunit généralement la famille autour de la table, doit être un plaisir ; l'atmosphère doit être gaie. « Un dîner bien caqueté est déjà à moitié digéré », a dit Brillat Savarin.

V. — La question de la boisson est également importante. Nous ne discuterons pas pour savoir s'il importe de boire au cours des repas ou entre les repas ; l'important est de boire lorsque la soif se fait sentir.

Un individu en bonne santé devra boire un litre à un litre et demi de liquide par jour. Le vin qui passe pour être nourrissant, n'est qu'un excitant passager qui procure immédiatement une sensation de bien-être. Pour cette raison, le vin a la réputation d'un remontant ; beaucoup de personnes tiennent le vin pour indispensable. Il n'en est pas moins un poison pour l'organisme lorsqu'il est pris régulièrement et à forte dose.

Que dire des alcools dits apéritifs ou digestifs, lorsque l'on en voit partout les méfaits immédiats et héréditaires.

VI. — Quant à l'eau pure, quoique très rafraîchissante, elle n'est pas au goût de chacun.

Il nous a semblé utile de donner ici quelques recettes de boissons hygiéniques, faciles à confectionner en même temps qu'économiques.

Par boissons hygiéniques, nous entendons des boissons qui ne contiennent aucun excitant, si léger soit-il, tel que la caféine.

Infusion de figues

Mettre dans un litre d'eau une quinzaine de pruneaux, une dizaine de figues et une cuillerée à soupe de sucre cristallisé ; faire bouillir à feu doux jusqu'à réduction de moitié du volume d'eau.

Cette boisson très rafraîchissante a l'avantage, en outre, d'être, prise à jeun le matin, légèrement laxative.

Infusion d'eucalyptus

L'eucalyptus est une plante bon marché, que l'on trouve chez tous les herboristes.

Faire bouillir un demi litre d'eau ; lorsque l'eau bout, y jeter 3 feuilles d'eucalyptus. Ne pas laisser infuser trop longtemps, parce que la boisson deviendrait amère. Sucrer à volonté.

Cette boisson très économique dégage un arôme très fin et très agréable.

Hydromel vineux

Versez de l'eau froide sur du miel. Il se dissoudra au bout de deux ou trois semaines pour peu que vous remuiez ; et il fermentera sans qu'il soit besoin de mettre du ferment de bière qui donne un goût désagréable au vin. Vous le transvaserez et le boucherez lorsqu'il sera temps. Au bout d'un an cette liqueur sent si peu le miel qu'il n'y a personne qui ne le prenne pour du vin. On est dispensé par là, de faire bouillir la liqueur.

Tisane de réglisse

Faites bouillir 30 gr. de réglisse concassée dans 1 litre d'eau que vous écumerez jusqu'à ce qu'il ne paraisse plus d'écume et que l'eau soit réduite à un quart de litre environ. Conservez cette tisane dans un pot d'étain dans une cave, ou dans tout autre endroit frais. Elle se conserve mieux lorsqu'on y laisse la réglisse. Elle se gardera bonne pendant huit jours l'été et quinze jours l'hiver.

Dans le besoin, on prend deux cuillerées de cette tisane, qu'on ajoute à un demi-litre d'eau fraîche.

Tisane d'orge

Nettoyez une poignée d'orge de ses impuretés en la lavant dans l'eau puis, l'ayant laissé égoutter, vous la ferez bouillir dans deux litres d'eau, jusqu'à diminution d'un tiers ; versez cette décoction bouillante dans une terrine, où vous aurez mis 15 gr. de réglisse concassée ; passez après refroidissement.

Elle désaltère, rafraîchit, tempère la fièvre, modère le rhume et elle est bonne pour la boisson ordinaire des malades.

On peut y mettre du chiendent pour la rendre un peu apéritive.

Boisson pour entretenir la santé

Il faut faire bouillir dans un récipient contenant 6 litres d'eau, 200 gr. de racines et feuilles de pissenlit et 200 gr. de chiendent jusqu'à ce que l'eau soit diminuée d'un sixième. En boire comme boisson ordinaire.

Tisane de santé

Prenez un demi-litre de la meilleure avoine que vous pourrez trouver, bien nette et bien lavée, et une petite poignée de racines de chicorée sauvage nouvellement arrachée. Mettez-les bouillir ensemble dans 6 litres d'eau de rivière pendant trois quarts d'heure à feu modéré. Puis ajoutez-y trois ou quatre cuillerées de bon miel ; remettez encore à bouillir le tout ensemble pendant une demi-heure. Après vous passerez le tout dans un linge et mettrez la tisane à refroidir dans une cruche.

On en prendra le matin à jeun deux bons verres,

deux ou trois heures avant le déjeuner et trois ou quatre heures après le dîner encore deux autres verres.

Continuez ainsi pendant quinze jours, sans suivre aucun régime spécial.

Les faibles et les infirmes n'en prendront qu'un verre et ils en sentiront un grand soulagement.

Ce breuvage est facile à prendre, fort doux et cependant il purge parfaitement les reins, fait uriner, cracher et moucher, décharge le cerveau, nettoie les poumons, la rate, chasse tout mal de tête, toute gravelle, jusqu'à la pierre nouvellement formée, toute colique et mal de côté, toute importune pesanteur et lassitude des membres et assoupissement ; il réveille les sens, ouvre l'appétit, fait reposer la nuit, rafraîchit et engraisse, donne force et vigueur et entière santé. Il purge insensiblement, et, au lieu d'affaiblir, comme pourrait le faire un autre remède, il fortifie. A la canicule et aux plus fortes chaleurs de l'été, il renouvelle les forces et la vigueur de telle sorte qu'il semble rajeunir ceux qui en usent.

Pour se conserver en santé, il suffit d'en prendre pendant quinze jours deux ou trois fois l'année, principalement pendant les grandes chaleurs de l'été qui est la saison la plus favorable pour s'en servir.

Tisane pour purifier le sang

Prenez une poignée de patience, autant d'orge mondé et une poignée de lentilles, vingt vieux pruneaux et dix ou douze jujubes. Faites bouillir le tout dans 1 litre et demi d'eau, jusqu'à réduction d'un tiers.

Passez ensuite à travers un linge et partagez en six parties que vous prendrez tous les matins à jeun deux heures avant le déjeuner.

Tisane de racine de patience pour se purger

Il faut prendre une demi-livre de racines de patience ; bien laver les racines ; puis mettre dans une casserole un litre et demi d'eau ; la faire bouillir promptement et, à ébullition, jetez dans l'eau les racines coupées en rondelles. Faites bouillir jusqu'à réduction de la moitié.

Il faut en prendre un verre le matin à jeun, trois heures avant le déjeuner ; on peut en prendre deux jours de suite et si on pouvait prendre deux verres en une seule matinée à trois heures d'intervalle et ne manger que deux heures après ce serait encore mieux.

On peut en boire avec le vin à tous les repas.

Conseils pour la préparation des tisanes

On doit éviter de faire des tisanes trop épaisses, de peur de charger l'estomac du malade ; ainsi on se contentera de mettre dans un litre d'eau, une poignée de racines, deux poignées de feuilles, une demi-poignée de fruits ou de semences.

On ne doit pas faire bouillir les tisanes trop longtemps.

HYGIÈNE DE LA FEMME ENCEINTE

La grossesse n'est pas une maladie mais un état physiologique.

Toutefois la femme enceinte doit prendre certaines précautions, tant pour elle-même que pour l'enfant qui va naître, sans cependant exagérer.

I. — La femme enceinte ne doit pas porter de vêtements qui la gênent ; la circulation du sang doit se faire librement ; pas de jarretières, mais des jarretelles ; pas d'élastiques serrés. Il convient également de porter un corset spécial, appelé corset de grossesse qui ne comprime ni le ventre ni les seins ; de plus, ce corset, en rendant la marche plus facile, empêche les muscles et tissus du ventre de se détendre ; la femme aura plus de facilité à retrouver « sa ligne » à la suite de l'accouchement.

II. — La femme enceinte doit faire de l'exercice comme à l'ordinaire ; il est parfaitement inutile de faire de la chaise longue au cours de la journée, à moins de cas spéciaux et de repos ordonné par le médecin.

III. — La constipation n'est pas rare au cours de la

grossesse. Il est préférable de prendre soit des laxatifs doux, soit des suppositoires. Il faut éviter tout laxatif pouvant provoquer des contractions de l'utérus, tels que laxatifs à base d'aloès.

IV. — La femme enceinte peut manger de tous les aliments.

Il y a cependant des aliments qui peuvent être refusés par l'estomac. Il est inutile en ce cas d'insister.

Il est toujours préférable de manger des mets qui vous sont le plus agréables. Mais, et nous voudrions ici supprimer une superstition accréditée auprès d'un grand nombre de personnes, les « envies » ne présentent aucun danger si elles ne sont pas contentées. Le fœtus est indépendant des sensations de la mère lorsqu'il ne s'agit pas d'émotions fortes.

La grossesse peut exercer une action néfaste sur le foie, l'estomac, les intestins ou les reins. Pour ces raisons, des aliments qui étaient bien digérés à l'état normal sont rejetés ou provoquent des malaises.

Les vomissements, au cours des premiers mois, sont fréquents. Si les vomissements sont incessants et s'aggravent, il est préférable de consulter un médecin qui prescrira un régime approprié au cas.

Sont à supprimer totalement de la nourriture, le vin pur, les boissons alcoolisées et les épices.

Il ne faut pas fumer pendant la grossesse, car la nicotine est novice et excitante.

V. — Les soins intimes doivent être continués comme à l'ordinaire. Les bains sont autorisés ; seuls les bains froids et la natation sont interdits.

HYGIÈNE DU NOURRISSON & DE LA NOURRICE

Nous vous proposons dans cet ouvrage des recettes pour la guérison des malades. Mais avant de soigner l'adulte, il est indispensable d'assurer la bonne santé du nourrisson dont dépendra plus tard la santé de l'adulte.

Première toilette

Le bébé, à sa naissance, est couvert de sécrétions vaginales, de sang et d'un épais enduit sébacé.

La première toilette se fait par fragments. On ne peut en effet plonger le bébé dans un bain qu'à la chute du cordon ombilical.

Ensuite, on le poudre avec du talc et on l'emmaillote. Puis on enduit le cuir chevelu de vaseline pour amollir la sécrétion sébacée.

La toilette des yeux se fait avec de l'eau bouillie.

Le pansement du cordon ombilical se fait au moyen d'une compresse et d'un peu de vaseline ; on maintient par une large bande qui ne doit pas être trop serrée autour du corps. Le pansement se fait jusqu'à la chute du cordon qui se produit vers le quatrième ou cinquième jour.

A partir de ce moment, il est préférable de donner des bains à l'enfant.

Les bains peuvent être donnés dans une bassine ou dans un lavabo.

La température du bain doit être de 36 à 37°. Un thermomètre est nécessaire.

Le bain doit être donné dans une pièce chaude ; il faut éviter d'ouvrir ou de fermer des portes et de marcher à côté de la baignoire : les courants d'air qui seraient ainsi provoqués risqueraient de déterminer chez l'enfant un refroidissement. Aussitôt après, l'habiller et l'envelopper complètement dans une couverture si l'on veut transporter l'enfant d'une pièce dans une autre.

Le berceau de l'enfant se compose d'un matelas de varech, de crin végétal ou de balle d'avoine, d'un oreiller de crin pas trop haut ; une toile imperméable est indispensable pour protéger le matelas.

Les premiers mois, surtout l'hiver, il faut placer une boule chaude dans le lit de l'enfant. Cette boule doit être placée au fond du lit de manière à ce que les pieds du bébé ne puissent pas la toucher.

La chambre où est placé l'enfant doit être claire et, si possible, exposée au midi pour que le soleil puisse y entrer à volonté.

La chambre doit être souvent aérée ; pas de plantes ni de parfums dans cette chambre.

Allaitement

Le premier devoir de la mère, et qui devrait être non un devoir mais un légitime orgueil, est de nourrir elle-même son enfant. Cependant, trop de femmes, qui veulent sortir et s'amuser, ne se font pas scrupule de nourrir leur enfant au lait de vache, de lui donner ainsi une nourriture qui n'est pas la sienne et qui, plus élevée en caséine que le lait maternel, peut provoquer des diarrhées débilitantes et inutiles.

La mère se doit d'allaiter son enfant. Mais, aujourd'hui, nombre de femmes qui travaillent sont obligées de recourir à l'allaitement artificiel et de donner le biberon à leurs enfants.

Dans ce cas, l'allaitement doit être surveillé étroitement. Les biberons et tétines doivent être stérilisés après chaque tétée. Le lait doit bouillir environ cinq minutes ; pour cela le retirer du feu quelques instants lorsqu'il monte et le remettre ensuite sur le feu. Il faut, en effet, s'efforcer de détruire tous les germes qui se trouvent dans le lait.

L'allaitement maternel, nutrition par excellence des tout-petits, exige une surveillance continue.

Il est difficile de fixer la dose de lait que l'enfant doit absorber ; l'important est qu'il mange à sa faim.

Les premiers jours, la montée de lait se fait mal, surtout chez les primipares ; l'enfant absorbe surtout du colostrum dont la valeur nutritive est faible : c'est un liquide jaunâtre qui apparaît au cours des derniers mois de la grossesse. Il en résulte pour l'enfant une perte de poids dont il n'y a pas lieu de s'inquiéter.

L'allaitement artificiel se fait avec le lait de vache. Il est, évidemment, plus facile de doser le lait du nourrisson. Cependant le lait de vache présente de graves inconvénients quant aux germes qu'il véhicule ; et il faut veiller à la stérilisation de tout ce qui touche à la nourriture du nourrisson.

On peut également nourrir le nourrisson au moyen de lait concentré en boîte. Mais, dans ce cas, il y a défaut de ferments détruits par les hautes températures auxquelles a été soumis le lait au cours de sa transformation.

Ce genre de nourriture peut déterminer le scorbut ; pour y remédier, on peut donner tous les jours deux ou trois cuillerées de jus d'orange ou de citron, l'absorption de vitamines écarte le danger.

Causes qui empêchent l'allaitement maternel

La principale cause réside dans l'apparition des gerçures ou crevasses aux mamelons ; ces gerçures causent de vives douleurs à la mère. Il faut éviter de donner le sein au nourrisson dans ces conditions, car il absorbe en même temps du sang.

On a remarqué, d'autre part, que les nourrissons qui ont le muguet sont la cause de bien des crevasses aux seins de leurs nourrices. Il faut donc nettoyer la bouche des nourrissons.

Il faut essayer de prévenir ces gerçures et crevasses en lavant soigneusement le sein à l'eau bouillie après chaque tétée, puis on le passe à l'alcool à 90° au moyen d'un coton hydrophile.

Lorsqu'il y a des gerçures ou crevasses, il faut alors essayer de le préserver des abcès.

On peut laver les mamelons avec une solution d'acide picrique à 1 %.

Dans l'attente de la cicatrisation des gerçures, il faut protéger le mamelon par un bout de sein surmonté d'une tétine en caoutchouc.

Si l'on ne peut, en raison des douleurs causées par les gerçures, ne donner qu'un sein, il faut se résigner à partiquer l'allaitement mixte. Il faut également tirer le lait de l'autre sein par expression à cause de l'engorgement qui pourrait se produire.

La présence d'un abcès interdit l'allaitement.

La mère ou la nourrice doit manger comme à l'ordinaire ; seulement elle doit supprimer de ses repas l'ail, l'oignon, le chou, les viandes faisandées, les épices ; elle ne doit pas prendre beaucoup de café qui cause des insomnies à l'enfant.

La nourrice a toujours soif ; il est recommandé de boire soit de l'eau pure, soit de la tisane d'orge.

La nourrice doit prendre de l'exercice, faire de la marche pour se maintenir en bonne santé ; elle doit vaquer à ses occupations comme à l'ordinaire.

Sevrage

Le sevrage a deux causes, soit que la nourrice n'a plus de lait, soit que l'époque du sevrage soit arrivée. Cette époque se situe vers le onzième mois ; en aucun cas, il ne faut dépasser l'année, car, au bout de ce temps, le lait maternel ne suffit plus.

Si l'on peut choisir l'époque, il vaudrait mieux éviter les grosses chaleurs qui ont tendance à déterminer chez l'enfant des malaises ; le changement de nourriture à ce moment pourrait amener de l'entérite.

La nourrice qui, au moment du sevrage, a encore une sécrétion lactée abondante, devra faire une compression des seins en les bandant ; entre le sein et la bande, disposer une couche de coton hydrophile.

Sorties

La première sortie s'effectue vers le neuvième jour en été au bout de trois semaines en hiver.

L'été, l'enfant peut rester dehors toute la journée à condition qu'il soit bien protégé du soleil. S'il n'est pas possible de le mettre à l'ombre, il vaut mieux le laisser reposer dans sa chambre en fermant les volets pendant les heures chaudes de la journée.

Pendant l'hiver, l'enfant sera sorti par temps sec et seulement si la température le permet, c'est-à-dire s'il n'y a pas plus de quelques degrés en-dessous de zéro.

L'enfant devra être habillé chaudement ; il y aura une bouillote dans la voiture ; la voiture devra être roulée et ne pas rester immobile. La meilleure heure en cette saison est de 13 heures à 14 heures trente.

LA CONQUÊTE DU BONHEUR AU SERVICE DE LA SANTÉ

Le bonheur.

Mot magique qui découvre à notre âme un horizon de merveilles inaccessibles.

On cherche le bonheur dans l'argent, le jeu, l'amour ; on a coutume de chercher le bonheur hors de soi ; on confond le bonheur avec le plaisir. Mais le bonheur n'est pas une jouissance : c'est un état et un état qu'il faut acquérir soi-même par sa propre volonté.

Il n'y a pas de fatalité ; il y a VOUS, qui faites de votre vie ce que vous avez décidé d'en faire.

Avant de vous équiper pour la route de la vie, vous avez choisi une profession correspondant à vos goûts et à vos dispositions manuelles ou intellectuelles ; mais avez-vous fixé un but à votre âme, lui avez-vous tracé une route ?

Vous n'êtes pas seulement une mécanique destinée à travailler, manger et dormir, vous avez une âme qui a ses exigences, qui réclame de vous des aliments.

« Il n'y a rien au monde qui soit plus avide de beauté, il n'y a rien au monde qui s'embellisse plus aisément qu'une âme », nous dit Maeterlinck ; et nous ajouterons : il n'y a rien au monde qui soit plus malléable qu'une âme.

L'humanité entière, l'homme que vous êtes, aspire au bonheur ; c'est au fond de vous-même comme une soif inextinguible que vous ne savez apaiser ; vous essayez de vous étourdir au rythme de la vie moderne, mais dans vos moments de solitude, votre âme se fait entendre à nouveau comme un remords que rien ne calme.

Votre âme réclame une part de votre vie ; elle veut vous aider à trouver le bonheur, elle le peut. Ecoutez-la avant qu'elle ne se taise.

Et votre âme, ce fardeau que vous semble être votre conscience, pourra si facilement vous procurer la joie, cette joie profonde de la journée bien remplie, du travail bien fait.

Bonheur et santé sont étroitement liés, car vos pensées et vos actes gravitent autour de vous et vous entourent d'un réseau serré ; il faut élever votre esprit vers le beau, vers le bien.

En entretenant des idées saines, vous ne sentirez plus les effets déprimants de vos pensées mauvaises.

Vous avez en vous les aptitudes pour atteindre le bonheur. Il faut d'abord vous exercer au calme. Pour cela, il faut rejeter toute malveillance, toute acrimonie, tout sentiment de haine. Il ne faut voir dans les choses que la beauté qu'elles vous apportent, et dans les gens le meilleur d'eux-mêmes.

Il ne faut pas ruminer des souvenirs amers ; il faut regarder en avant avec espoir et gaieté.

Il faut mettre en pratique dans la vie courante le

principe de la non-violence, que Gandhi a prêché par son magnifique exemple.

« La non-violence a pour condition préalable le pouvoir de frapper. C'est un réfrénement conscient et délibéré du désir de vengeance.

« La clémence du mouton ou du lapin ne possède aucune signification. Il faut avoir la puissance pour y renoncer. Il faut avoir du courage pour renoncer à la violence. Il faut montrer son courage par son refus de la violence.

« Le pardon est la parure du guerrier.

« S'il n'y avait le choix qu'entre la violence et la lâcheté, je n'hésiterais pas à conseiller la violence » (Gandhi).

La non-violence est le privilège des hommes forts et, à la base de la non-violence, il y a d'abord un immense amour du prochain.

« Il est un bon moyen de se créer une âme amicale : le sourire.

« Pas le sourire ironique et moqueur, le sourire en coin de lèvres et rapetisse.

« Mais le sourire large, net, le sourire à fleur de rire.

« Savoir sourire : Quelle force ! Force d'apaisement, force de douceur, de calme, de rayonnement.

« Un type fait une réflexion sur ton passage... tu es pressé... tu passes... tu souris, souris vastement. Si ton sourire est franc, joyeux, ton type sourira aussi et l'incident sera clos dans la paix. Essaie.

« Tu veux faire à un camarade une critique que tu juges nécessaire, lui donner un conseil que tu crois utile. Critique, conseil, choses dures à avaler.

« Mais souris, compense la dureté des mots par l'affection de ton regard, le rire de tes lèvres, par toute ta physionomie joyeuse.

« Et ta critique, ton conseil porteront mieux, parce qu'ils n'auront pas blessé.

« Il est des moments où, devant certaines détresses, les mots ne viennent pas, les paroles consolatrices ne veulent pas sortir... Souris avec tout ton cœur, avec toute ton âme compatissante.

« Tu as souffert et le sourire muet d'un ami t'a réconforté. Tu ne peux pas ne pas avoir fait cette expérience. Agis de même pour les autres.

« Christ, disait J. d'Arnoux, quand ton bois sacré me harasse et me déchire, donne-moi quand même de faire la charité de sourire.

« Car le sourire est une charité.

« Souris à ce pauvre à qui tu viens de donner deux sous, à cette dame à qui tu viens de céder ta place, à ce monsieur qui s'excuse parce qu'il t'a écrasé le pied en passant.

« Il est malaisé parfois de trouver le mot juste, l'attitude vraie, le geste approprié. Mais sourire ! C'est si facile... et cela arrange tant de choses.

« Pourquoi ne pas user et abuser de ce moyen si simple ».

(G. de Larigaudie).

La vie ne nous a pas été donnée pour que nous la gâchions ; il faut orienter notre vie ; il nous faut surtout vouloir extraire de la vie toute la joie qu'elle peut nous procurer, la joie sans laquelle nous ne pouvons pas nous réaliser pleinement.

« L'homme est plus lui-même, l'homme est plus homme, quand la joie est en lui la chose fondamentale et la tristesse la chose superficielle. La mélancolie devrait être un innocent intermède, un tendre et fugitif état d'esprit ; la louange devrait être la permanente pulsation de l'âme. Le pessimisme est au mieux un demi congé émotionnel, *la joie est le tumultueux travail par lequel toutes choses vivent* » (Chesterton).

La joie profonde, la paix de l'esprit, le calme intérieur... Il suffit de fermer sa porte à toute mesquinerie, à toute laideur.

La beauté est aussi nécessaire à la vie physique qu'à la vie morale.

Savoir rester Soi, ne pas forcer sa nature mais s'essayer à l'améliorer, car il ne faut rien faire avec exagération.

Le système d'amélioration qui peut convenir à tous est celui que Vauvenargues énonce dans une lettre admirable qu'il adressait à Mirabeau.

« Il me semble que la dureté et la sévérité ne sauraient convenir aux hommes, en quelque état qu'ils se trouvent : c'est un orgueil misérable que de se croire sans vices, c'est un défaut odieux que d'être vicieux et sévère, en même temps. Nul esprit n'est si corrompu que je ne le préfère, avec beaucoup de joie, au mérite dur et rigide. Un homme amolli me touche s'il a l'esprit délicat ; la jeunesse et la beauté réjouissent mes sens, malgré la vanité et l'étourderie qui les suivent ; je supporte la sottise, en faveur du naturel et de la simplicité ; l'artifice me découvre les ressources d'un esprit fécond ; la violence et la fierté me paraissent excusables ; l'homme infâme attache mes yeux sur la sorte de courage qui soutient son infamie ; le crime et l'audace me montrent des âmes au-dessus de la crainte, au-dessus des préjugés, libres dans leurs pensées, fermes dans leurs desseins ; je laisse vivre en repos l'homme fade et sans caractère ; mais l'homme dur et rigide, l'homme tout d'une pièce, plein de maximes sévères, enviré de sa vertu, esclave des vieilles idées qu'il n'a point approfondies, ennemi de la liberté, je le fuis, et je le déteste ; c'est selon moi, l'espèce la plus vaine, la plus injuste, la plus insociable, la plus ridicule, la plus sujette à se laisser tromper par les âmes basses et fausses, enfin, l'espèce la plus partiale, la plus aveugle et la plus odieuse qu'on trouve sous le soleil. Ce que mon inclination me rend cher, c'est un homme constant dans ses paroles, car je suis de votre avis :

« Ce qu'un grand cœur commence, il le doit achever ».

« Un homme haut, ardent, inflexible dans le malheur, facile dans le commerce, extrême dans ses passions, humain par-dessus toutes choses, avec une liberté sans borne dans l'esprit et dans le cœur, me plaît par-dessus tout ; j'y joins, par réflexion, un esprit souple et flexible, et la force de se vaincre quand cela est nécessaire ; car il ne dépend pas de nous d'être paisible et modéré, de n'être pas violent, de n'être pas extrême ; *mais il faut tâcher d'être bon, d'adoucir son caractère, de calmer ses passions, de posséder son âme, d'écarter les haines injustes,* d'attendrir son humeur autant que cela est en nous, et, quand on ne le peut pas, de sauver, du moins, son esprit du désordre de son cœur, d'affranchir ses jugements de la tyrannie des passions ».

Ce fut la ligne de conduite d'un homme bon, bienveillant, dur pour lui-même, indulgent pour les autres.

Votre sérénité, votre joie calme, feront pour vous l'office d'un mur de protection contre la maladie ; votre bonheur tranquille est, par son essence même, une négation de la maladie.

Le premier signe de faiblesse physique est un accès de mélancolie que suivra, s'il n'y a pas réaction de votre part, un pessimisme déprimant.

Et quand cela arriverait, malgré de louables efforts de votre part pour maintenir votre gaîté, ne vous laissez pas complètement décourager : il faut savoir ce qu'est une chute pour apprendre à l'éviter. Chaque homme de bonne volonté en a fait l'expérience.

« Si sévèrement que nous affections de juger les autres hommes, nous les croyons, au fond, meilleurs que nous. Sur cette heureuse illusion repose une bonne partie de la vie sociale ».

(Bergson).

Note de l'Auteur. — Pour développer votre personnalité, pour frayer votre chemin dans la vie, pour atteindre au bonheur par votre réussite, lisez l'excellent ouvrage de J. MERY, « Cours complet d'influence personnelle » (La Diffusion Scientifique, éditeur).

MALADIES

Pour faire mûrir un abcès

Prenez trois ou quatre poignées d'oseille ronde ou longue ; ôtez toutes les queues, puis enveloppez-la dans une feuille de chou rouge pour la faire cuire sous les cendres chaudes ; après quoi, vous la mettrez dans un mortier avec un morceau de beurre frais, ou de saindoux, pour les broyer ensemble. Vous en ferez un cataplasme que vous appliquerez chaud sur le mal, après l'avoir étendu sur un linge. L'abcès se ramollit, suppure et guérit. On renouvellera le cataplasme soir et matin.

Autre remède : Prenez un oignon de lis, bien cuit sous la cendre, enveloppé dans une feuille de poireau ou de chou ; pilez-le avec la même quantité de saindoux, la moitié de beurre frais ; faites un cataplasme que vous appliquerez sur l'abcès.

Autre remède : Le cataplasme fait de miel, de beurre, de graisse de porc et de sel, est très efficace pour percer toutes les tumeurs.

Autre remède : Prenez un œuf frais, trois bonnes cuillerées de farine de froment. Mêlez et battez le tout ensemble, faites-en un onguent assez épais et après l'avoir fait chauffer, vous l'appliquerez sur la tumeur.

Autre remède : Prenez un oignon de lis ; faites-le cuire entre deux braises, tirez-en ce qu'il y aura de plus mou ; ensuite pilez-le avec la grosseur d'une noix de beurre frais et autant de sucre en poudre. Faites du tout un petit cataplasme que vous étendrez sur un linge. Renouvelez le cataplasme soir et matin.

Autre remède : Prenez un oignon et agissez de même que précédemment.

Autre remède : Prenez un gros poireau ou deux médiocres, jetez le vert et enveloppez le blanc d'un linge mouillé que vous mettrez cuire sous les cendres, sans toutefois l'y laisser trop longtemps ; puis vous le pilerez dans un mortier avec un petit morceau de graisse de porc, que vous appliquerez en cataplasme bien épais sur le mal ; vous le renouvellerez de sept heures en sept heures.

Autre remède : Prenez 120 gr. de cire en morceaux, 240 gr. de beurre frais et un litre et demi de vin rouge. Faites bouillir le tout ensemble jusqu'à l'évaporation totale du vin ; retirez du feu et battez dans un mortier jusqu'à ce que le mélange ait la consistance d'une pommade.

Cet onguent est bon pour les fentes des seins, pour les plaies, les ulcères, les brûlures. On l'applique en emplâtre sur de la toile mise sur le mal ; pour les brûlures, il vaut mieux le mettre sur du papier parce que la toile s'attache et écorche.

Anémie

Pour stimuler l'appétit, prendre du vin d'abtsinthe midi et soir avant les repas.

Pour la fabrication de ce vin, voyez à « Absinthe ».
Ce vin est également un fortifiant.

Asthme

Faites infuser pendant la nuit deux ou trois figues sèches dans de l'eau-de-vie et les manger le matin à jeun.

Autre remède : Mangez le matin à jeun deux oignons blancs, cuits sous la cendre, avec huile et sucre, ou bouillis avec beurre et miel.

Autre remède : Pour espacer les crises ou, dans les cas bénins, pour guérir l'asthme, on doit prendre, comme boisson ordinaire, de l'infusion d'aigremoine.

Pour les doses, voyez à Aigremoine.

Appétit perdu

Une tranche de pain rôtie au vin, au sucre et à la cannelle excite l'appétit.

Autre remède : Pour le dégoût, on pourra donner de la poudre d'écorce d'orange, ou de citron, ou de sarriette, ou de menthe, ou un verre de vin dans lequel on aura fait tremper du soir au matin un peu d'absinthe, ou bien jusqu'à 30 gr. de ces herbes stomacales ci-dessus, au lieu d'écorce d'orange ou de citron.

Autre remède : Prenez feuilles d'aigremoine, d'absinthe, de petite centaurée, de chacune une demi-poignée ; faites décoction du tout dans une chopine d'eau jusqu'à évaporation de la moitié, que vous avalerez avec 30 gr. de sucre pendant sept ou huit jours.

Autre remède : Le vin d'absinthe, pris comme apéritif, stimule l'appétit.

Pour la fabrication de ce vin, voyez à Absinthe.

Artério-sclérose

Faire infuser pendant deux heures et demie des racines de fraisiers des bois.

Boire cette tisane avant les repas, car elle est apéritive.

Affections cardiaques

Dans toutes les affections cardiaques, la tisane d'asperge sert de véhicule à la digitale.

Anémie

L'infusion d'angélique est un stimulant et un remontant. Boire à raison d'un verre à Bordeaux avant chacun des deux principaux repas. Pour les proportions, voyez à Angélique.

Boutons

Pilez ou broyez entre vos doigts du mouron à fleurs blanches qui est celui qu'on donne aux petits oiseaux. Mettez la nuit sur les boutons.

Autre remède : Lavez souvent avec de la décoction de camomille faite avec de l'eau et du vinaigre.

Boulimie

La boulimie se traduit par une faim insatiable et constante. Buvez du vin pur à jeun ; mangez du riz préparé avec beaucoup de lait, ou de la bouillie faite avec de la farine de froment.

Le vin de sauge, les jaunes d'œufs durcis, la mie de pain trempée dans du bon vin, le beurre pris en quantité.

Autre remède : Mangez du pain trempé dans la lie d'huile et buvez du vin doux épais, après avoir mangé ce pain ; et ainsi, en peu de temps, vous perdez votre trop grand appétit.

Bronchite

On utilise de la tisane de bourgeons de pins qui calme la toux et favorise la respiration. (Voir bourgeons de pins).

Autre remède : On peut également boire de la tisane de coquelicot (voir coquelicot).

Autre remède : Pour expectorer, dans les cas de catarrhes des bronches, prendre de l'infusion d'alliaire.

Pour les proportions, voyez Alliaire.

Brûlures

Appliquez au plus tôt des oignons crus pilés avec un peu de sel.

Autre remède : Prenez 120 gr. d'huile d'olive, 30 gr. de cire ; faites fondre la cire coupée en petits morceaux avec l'huile sur des cendres chaudes. Lorsque la cire est fondue, retirez du feu et ajoutez deux jaunes d'œufs durcis sous la cendre que vous émietterez bien menu. Battez le tout ensemble avec une cuiller. Remettez sur les cendres chaudes, faites un peu cuire en remuant et conserver tel quel.

On l'étend sur un linge, de sorte qu'il n'en soit que doré, car il n'en faut que peu et on applique sur la partie brûlée. En peu de temps, la douleur s'apaise et en changeant soir et matin la brûlure guérit.

Autre remède : On fait des applications d'amidon de blé avec succès sur les brûlures du premier degré. (Voir amidon de blé).

Brûlures d'estomac

Le fruit du rosier sauvage, jusqu'à 30 gr. ou de la grosseur d'une châtaigne par dose, est excellent pour ce mal ; mais il faut observer de ne pas ôter les poils du dedans de ce fruit auxquels les graines sont attachées, parce que ces poils sont bons à cette maladie.

Autre remède : La poudre de craie est utilisée pour précipiter l'acide ; on la prend avec de l'eau ou avec du jus de pourprier.

Pour adoucir la douleur causée par les calculs

Coupez deux ou trois oignons par petits morceaux, mettez-les chauffer sur une tuile chaude et, les ayant arrosés de vin blanc, appliquez-les sur les reins ou sur la région de la vessie et vous apaiserez beaucoup la douleur.

Calculs à la vessie

Mettez gros comme quatre ou cinq pouces de racine de guimauve, coupée en rondelles dans deux litres de bonne eau potable ; faites bouillir un quart d'heure ; laissez refroidir la tisane, la racine demeurant toujours dedans ; usez-en au moins deux fois par jour surtout à jeun et quelques heures après dîner. Continuer pendant quelque temps.

Autre remède : Faites infuser pendant la nuit 5 gr. de poudre de gousses de fèves séchées au four dans un quart de litre de vin blanc ; le matin, filtrez ce vin et le buvez. Recommencez la même chose trois ou quatre jours à tous les déclins de la lune. Ce remède dissout peu à peu la pierre.

Autre remède : Prenez 50 gr. ou une petite poignée de racines de petite éclaire, appelée aussi chélidoine ; lavez-les dans du vin blanc, hachez-les ou écrasez-les et mettez-les infuser dans un litre de vin blanc, le pot étant bien bouché ; prenez le matin à jeun un verre de cette infusion et continuez tous les jours selon le besoin.

Calculs

L'infusion d'ail passe pour dissoudre les calculs biliaires et rénaux.

Pour les proportions, voyez à Ail.

Manière de faire un cataplasme

1) Cataplasme de graine de lin.
Délayer 200 gr. de farine de graine de lin dans un demi-litre d'eau froide que l'on chauffe à petit feu, jusqu'à ébullition. Lorsque le mélange arrive à la consistance d'une pâte, on met cette pâte dans la mousseline ; on s'arrange pour que la mousseline ne risque pas de s'ouvrir.

2) Cataplasme de fécule de pomme de terre.
Faire une pâte avec 200 gr. de fécule de pomme de terre et un peu d'eau, verser ensuite cette pâte dans un litre d'eau bouillante. Mettre dans la mousseline.

3) Cataplasme sinapisé.
Faire la pâte nécessaire au cataplasme de farine de lin, et saupoudrer de farine de moutarde. A ce moment, placer dans la mousseline.

Catarrhes

La tisane de bourgeons de pins est employée avec succès et dégage les voies respiratoires. (Voir bourgeons de pins).

Autre remède : La tisane de coquelicot a une action comparable à celle de bourgeons de pin. (Voir coquelicot).

Moyen de faire croître et revenir les cheveux

Prenez racine de vigne blanche, racine de chanvre et trognons de choux tendres, de chacun deux poignées ; faites les sécher puis brûler ; avec les cendres, faites une lessive. Avant de se laver la tête avec cette lessive, il faut la frotter avec du miel ; et continuer l'un et l'autre trois jours de suite.

Cheveux qui tombent

Prendre deux œufs frais ; séparer les jaunes des blancs. Verser les deux jaunes dans un demi-litre d'eau tiède ; attention, si l'eau est trop chaude, les jaunes formeront des grumeaux. Battre comme une omelette. Se laver les cheveux avec le mélange. Laisser sécher et garder toute la nuit.

Le lendemain matin, se laver la tête.

Recommencer tous les trois jours pendant quinze jours ; arrêter dix jours et recommencer.

Clou ou furoncle

La feuille du poireau appliquée fait mûrir et percer les clous sans autre remède.

Autre remède : L'oseille fricassée avec du beurre frais, fait merveille.

Autre remède : L'oseille cuite sous les cendres chaudes dans une feuille de poireau, fait mûrir les furoncles.

Autre remède : Une feuille de ronce ou de grand liseron, broyée et appliquée fait mûrir les clous.

Colique hépatique

Vous vous purgerez avec une infusion de séné et de rhubarbe dans de la décoction de chicorée sauvage.

Autre remède : Vous emploierez le bain d'eau tiède ou une vessie pleine de lait tiède, dans lequel vous aurez fait bouillir la semence de lin, que vous appliquerez et laisserez sur la partie douloureuse.

Colique néphrétique

La colique néphrétique se reconnaît par une douleur fixe et arrêtée dans la région des reins, par le vomissement qui l'accompagne toujours et la difficulté d'uriner qui s'y rencontre aussi, à moins qu'il n'y ait qu'un rein qui soit pris par la douleur, laquelle est causée par des gravelles ou pierres. Vous ferez légèrement bouillir, pour la boire ordinairement, 30 gr. de semence de lin dans un linge noué, que vous laisserez tremper dans l'eau où vous ferez bouillir 50 gr. de racine de guimauve dans deux litres d'eau jusqu'à réduction d'un quart, puis vous y ajouterez un peu de réglisse. Vous pourrez préparer un sirop de guimauve avec cette décoction.

Autre remède : Vous râperez 30 gr. d'écorce de raifort, que vous ferez tremper dans un verre de vin blanc le soir et, le matin vous l'exprimerez et le donnerez à boire.

Autre remède : Mettez 100 gr. de cerises aigres sans queues ni noyaux dans un litre de bon vin blanc ; cassez les noyaux des cerises et ajoutez-les ; bouchez bien le récipient. Au bout de quatre à cinq semaines, on commence d'en user. Ce vin a une couleur agréable et un goût délicieux ; il tempère les reins, vide les sablons et les petites pierres.

Autre remède : Les personnes sujettes à la gravelle pourront, pour se nettoyer les reins et se préserver des attaques de la colique néphrétique, prendre le matin à jeun les deux ou trois derniers jours de chaque lune, après une légère purgation, 3 gr. de poudre de l'une des drogues suivantes, infusée du soir au matin dans un verre de vin blanc, ne mangeant que deux ou trois heures après la prise : semence de carottes sauvages, de fenouil, de feuilles de verge d'or, de véronique mâle, de lierre de terre, d'orties tant piquantes qu'à fleurs blanches non piquantes séchées à l'ombre.

Autre remède : Prenez une poignée de racines de chiendent et une poignée de tiges sèches de fèves ; lavez bien les racines, jetez le tout dans un pot de terre plein d'eau, faites bouillir jusqu'à diminution de la moitié et prenez-en un verre le matin à jeun. Cette décoction se conserve bonne en été quatre ou cinq jours, et le double l'hiver.

Autre remède : Prenez une poignée de racines d'orties communes piquantes et autant de celles d'oseille ; lavez-les ; mettez-les dans quatre litres d'eau et faites bouillir à feu raisonnable jusqu'à évaporation d'un cinquième ; ôtez alors le pot du feu et aussitôt mettez dedans 50 gr. de miel blanc ; puis le laissez refroidir ; après vous passerez le tout dans un linge fin et vous verserez dans des bouteilles. Vous en prendrez à jeun tous les matins deux verres pris à intervalle d'un quart d'heure. Deux heures après, vous pourrez déjeuner.

Il faut user de cette tisane pendant trois semaines au commencement d'avril, trois semaines au commencement de juin et trois semaines au commencement de septembre.

Autre remède : Mettez un quart de litre de vin blanc dans un récipient avec 50 gr. de bon miel ; pour en faire une potion ni trop claire, ni trop épaisse, chauffer sur petit feu en remuant pour bien les incorporer, puis avaler le tout le plus chaud que vous pourrez le boire.

Autre remède : Usez d'une tisane faite avec les racines de petit houx, de charbon, de fraisier, de chiendent et de graine de lin, enfermées dans un linge noué.

Autre remède : Avalez à jeun un demi-verre de jus de pariétaire cueillie à une vieille muraille.

Congestion du foie

Les remèdes qui guérissent la congestion du foie et les maladies qui en dépendent, sont les racines d'oseille, de chicorée sauvage, de chiendent, avec les feuilles d'aigremoine, de capillaire et les fleurs de chicorée. De toutes lesquelles vous ferez des décoctions.

Autre remède : Ouvrez un œuf frais, ôtez-en le jaune ; remettez autant d'eau de rose, mêlez-la bien avec le blanc de l'œuf cru et avalez-le tout à jeun, continuant neuf matins de suite.

Autre remède : Mêlez ensemble une livre de jus d'endive ou chicorée blanche du jardin et 30 gr. de jus de pimprenelle ; donnez-en à boire tous les matins au malade un demi-verre à jeun pendant quelque temps.

Autre remède : Faites infuser dans du vin blanc pendant une nuit de la chicorée sauvage et de la fumeterre en parties égales et buvez deux verres de cette infusion chaque jour un le matin et l'autre le soir.

Autre remède : Pour décongestionner le foie, boire après les deux principaux repas un verre de tisane de baldo. (Voir boldo).

Autre remède : Une cure de baies de genièvre est également efficace. (Voir genièvre).

Constipation

Prenez deux heures avant le souper des pruneaux cuits avec leur décoction et buvez le quart d'un verre de vin mêlé de beaucoup d'eau avant de manger les pruneaux et un autre quart après les avoir mangés.

Autre remède : Mangez le matin, deux ou trois jours de suite, une rôtie de pain imbibée d'huile d'olive.

Autre remède : Buvez, pour votre boisson ordinaire, de l'eau dans laquelle vous aurez fait bouillir du seigle, de la même manière qu'on fait ordinairement de l'orge.

Contusions

Le suc de blanc bouillon et ses fleurs pilées appliquées sur les contusions des nerfs et des chairs les guérissent promptement.

Contusions à la tête

Prenez du gros vin rouge et de la mie de pain en miettes ; faites-les cuire jusqu'à ce que vous obteniez une pommade ; ensuite, arrosez d'un peu d'huile d'olive et appliquez, entre deux linges, le plus chaud que l'on pourra endurer sur le mal.

Il faut en mettre sur toute la tête ; vous le changerez quand il sera froid et continuerez trois ou quatre jours.

Autre remède : Prenez 4 gr. de sel de cuisine, 10 gr. de miel, 8 gr. de térébenthine.

Mêlez le tout sur le feu ; étendez-le ensuite sur un linge, pour appliquer tout chaud sur la tête.

Cornes aux pieds et aux mains

La sève qui coule des incisions que l'on fait au tronc d'un grand lierre, passe pour un spécifique.

Cors aux pieds

Couper le cor au déclin de la lune, et ayant broyé

des feuilles de bourrache, ou de lierre, frottez-en pendant quelque temps le cor et appliquez-y le marc des feuilles ; renouveler tous les jours jusqu'à guérison.

Autre remède : Trempez votre pied dans de l'eau chaude légèrement salée pour amollir le cor, égratignez-le avec l'ongle et mettez dessus une pommade faite de gomme arabique dissoute dans du fort vinaigre.

Autre remède : Les sommités de feuilles de grosses fèves pilées avec du sel et appliquées sur le cor le font tomber.

Autre remède : La graine de souci encore verte, la fleur étant prête à tomber, pilée et appliquée sur le cor, ou sur une verrue, enveloppée d'une feuille verte de souci et un linge dessus ; ce remède est très efficace.

Autre remède : Pilez dans un mortier l'écorce verte d'une noix mûre, quand elle se détache d'elle-même ; appliquez-la sur le cor.

Autre remède : Appliquez sur le cor un linge usé, ou du coton hydrophile trempé dans le jus de feuilles et des fleurs de blanc bouillon et continuez jusqu'à guérison.

Autre remède : On peut également appliquer sur le cor des feuilles de lierre trempées pendant 24 heures dans du vinaigre et du sel.

Autre remède : L'ail appliqué sur les cors les amollit et les fait tomber s'ils ne sont pas trop anciens.

Pour les quantités, voyez à Ail.

Crevasses aux seins

Appliquez sur les crevasses des feuilles de lierre terrestre broyées.

Autre remède : Il faut laver le mamelon écorché avec du vin et le saupoudrer de sucre fin.

Cystite

La cystite peut se guérir en prenant comme boisson ordinaire de la tisane de maïs à raison de 10 gr. de graines de maïs pour un litre d'eau.

L'inflammation de la vessie disparaît en quelques jours.

Coliques des enfants

Pour régulariser les fonctions intestinales des enfants au-dessous de 10 ans, faire une infusion de fruits d'aneth ou fenouil. Donner à boire la valeur d'un verre à bordeaux le matin à jeun.

Pour les proportions, voyez à Aneth.

Coliques des nourrissons

L'infusion d'anis est un excellent régulateur des selles des nourrissons.

La manière de donner cette infusion varie suivant que le nourrisson est nourri au lait de vache ou au sein.

Pour les proportions et les manières de donner l'infusion, voyez à Anis.

Convalescence

La tisane d'asperge prise comme apéritif est un bon stimulant de l'appétit.

Constipation habituelle

Pour les états de constipation chronique, le meilleur remède est certainement l'agar-agar. Il n'y a pas d'accoutumance.
Pour les doses, voyez à Agar-agar.

Chlorose

Dans les cas de chlorose et d'anémie générale, il est recommandé de faire boire au malade, comme apéritif, de l'infusion d'angélique qui est un très bon cordial.
Pour les proportions et les doses à prendre, voyez à Angélique.

Dartres sur le visage

Faire des compresses d'eau salée, dans la proportion d'une cuillerée à soupe de gros sel pour un verre d'eau.
Garder la compresse de 5 à 10 minutes.

Les dartres qui viennent souvent sur les peaux sèches, récidiveront si la peau reste sans soins.

Il convient de passer une crème grasse sur le visage avant de l'exposer au vent et au soleil.

Digestion difficile

Faire une infusion avec un zeste de citron ; sucrer à la convenance de chacun ; boire très chaud.

Doigts, mains ou pieds écrasés et meurtris

Broyez ensemble du sucre et des feuilles d'artichaut et appliquez sur le mal.

Autre remède : Pilez des feuilles de plantain long ou celles de tabac mâle et appliquez-les sur le mal.

Autre remède : Broyez du persil avec du sel et un peu d'eau-de-vie ; à défaut d'eau-de-vie, on peut employer un peu d'huile d'olive ; frottez le mal avec le jus et appliquez les herbes.

Autre remède : Bassinez les endroits meurtris avec une décoction de semence de persil que vous aurez faite avec de l'eau.

Autre remède : Pour une contusion, même avec une plaie, lavez le mal avec du vin tiède et appliquez dessus le jus et le marc de feuilles de blanc bouillon pilées.

Autre remède : Pilez bien du persil, arrosez d'eau-de-vie et appliquez sur la contusion ; laissez 24 heures.

Pour donner de l'éclat aux dents

Verser quelques gouttes de mercurochrome dans un verre d'eau et se frotter les dents et les gencives avec cette eau. Vos gencives rougiront légèrement et vos dents paraîtront plus éclatantes.

Diarrhée

Vous ne trouverez pas de meilleur remède contre la diarrhée opiniâtre, et même contre la dysentrie, que la tisane préparée avec 15 gr. de racine de rhubarbe de nos jardins, que vous couperez et mettrez dans un linge noué pour la faire bouillir avec eau de fontaine pour la boire ordinairement.

Autre remède : Avalez trois matins de suite, à jeun, 120 gr. de suc de plantain ; ou avaler un bouillon dans lequel vous aurez fait cuire du plantain.

Autre remède : L'aigremoine en infusion régularise les fonctions intestinales.

Pour les proportions, voyez à l'Aigremoine.

Autre remède : L'infusion de baies d'airelle est souveraine dans toutes les diarrhées, même chroniques.

Pour les doses, voyez à Airelle.

Autre remède : Boire du sirop de coings ; exprimez-en le jus à travers un linge. Faites cuire le jus avec son poids de sucre jusqu'à obtention du sirop.

Douleur des dents

Faire cuire un peu sous les cendres une gousse et la mettre sur la dent le plus chaudement que pourrez endurer et en mettre aussi dans l'oreille.

Douleurs d'estomac

Rompez une noix de muscade en quatre ou cinq morceaux, mettez-les infuser pendant douze ou quinze jours dans un litre d'eau et, au bout de ce temps buvez-la à plusieurs reprises.

Autre remède : Prenez de temps en temps une rôtie de pain blanc trempée dans un bon vin rouge dans lequel vous aurez fait boullir du romarin.

Autre remède : Prenez à jeun deux jaunes d'œufs frais cuits mollets avec de la poudre de muscade au lieu de sel.

Autre remède : Avalez le matin à jeun sous forme de pilules une vingtaine de baies de genièvre et continuez selon le besoin ; pour un enfant il n'en faut que cinq.

Dureté d'oreille

Prenez un oignon, fendez-le, tirez-en le germe ; puis rejoignez l'oignon avec un fil, remplissez le vide de camomille ; faites cuire sur des cendres chaudes. Lorsqu'il est cuit, exprimez le suc et faites-le instiller dans les oreilles.

Dysurie

ou urine rendue difficilement avec douleur.

La dysurie est une difficulté d'uriner, lorsque les malades font de grands efforts et souffrent de grandes douleurs en urinant. Il semble que l'urine brûle l'urètre en passant.

Cette maladie a de l'affinité avec la strangurie ; mais elle diffère pourtant, en ce que dans la dysurie l'urine sort aussi goutte à goutte, mais sans interruption et en la qualité requise ; deuxièmement parce qu'on ressent seulement la douleur en urinant et non pas avant et après comme dans la strangurie ; troisièmement parce que souvent la dysurie n'est pas causée par l'acrimonie de l'urine, mais soit par un rétrécissement de l'urètre, soit par une inflammation de la prostate.

Avalez du lait de vache dans lequel vous aurez fait bouillir des fleurs de camomille.

Autre remède : Prenez une poignée et demie de feuilles de guimauve, 50 gr. de beurre frais, une demi-livre de miel. Faites bouillir le tout dans deux litres et demi d'eau, jusqu'à évaporation d'un tiers. Passez ensuite ce qui reste et buvez chaud.

Dysenterie

Il n'est rien de plus dangereux que d'employer les astringents dans la dysenterie et il en arrive d'autres maladies, surtout quant on le fait au commencement et qu'on arrête le sang ; c'est pourquoi il ne faut l'arrêter qu'après cinq ou six jours au moins ; car autrement on augmenterait la fièvre, la douleur et l'inflammation.

L'expérience nous apprend que l'éponge d'églantier ou de rosier sauvage donnée en poudre au poids de 3 gr. dans un bouillon, ou dans un œuf frais cuit mollet, s'il y a fièvre, ou dans du gros vin rouge s'il n'y en a pas, arrête le flux dysentérique.

Autre remède : Faites un bouillon avec eau, beurre et pimprenelle et l'avalez matin et soir pendant trois jours, ou jusqu'à guérison.

Autre remède : Mettez une bonne pincée des quatre doigts de poudre de feuilles de sureau cueillies en bonne saison et séchées à l'ombre, infusées pendant douze ou quinze heures dans un quart de litre de vin blanc.

Ceux qui n'auront pas de feuilles de sureau pourront user de la même manière celles de vignes, qui sont rouges, cueillies en octobre et séchées à l'ombre.

Autre remède : Faites cuire du riz, sans sel, pendant quatre ou cinq heures. Passez le riz ; laisez refroidir et boire froid. Ce remède est infaillible.

Autre remède : Cueillez des baies de sureau lorsqu'elle sont bien mûres, pilez-les ; exprimez-en le jus ; laissez reposer ce jus pour le bien épurer et pour vous en servir de la manière suivante : Prenez autant que vous voudrez de ce jus au lieu d'eau, et, avec de la farine de froment, faites-en de petits pains plats, d'environ la longueur de la main, sans levain et de deux doigts d'épaisseur. Faites cuire ces pains au four comme du pain blanc ordinaire. Quand il sera cuit, vous remmettrez encore deux autres fois au four, pour le réduire en biscuit très sec, et le biscuit en poudre pour l'usage suivant.

Prenez un gramme de cette poudre pour les enfants, 2 gr. pour les grandes personnes délicates et 3 gr. pour les personnes robustes, et la donnez à jeun dans du bouillon ou dans du lait. On peut également faire infuser du soir au matin cette poudre dans un demi-verre de vin blanc et lorsqu'on veut l'avaler le matin à jeun, on remue bien le tout avec une cuiller afin de bien tout avaler ; il ne faut manger que trois heures après et on réitère jusqu'à guérison.

Autre remède : La dysenterie se guérit au moyen d'infusion de baies d'airelle. Pour les proportions, voyez à Airelle.

Autre remède : L'infusion de Potentille argentée passe pour guérir la dysenterie.

Dyspepsie

L'infusion d'angélique prise après le repas à raison d'un verre à bordeaux favorise et stimule la digestion paresseuse. Pour les proportions, voyez à Angélique.

Dents qui se déchaussent

Pour éviter le déchaussement des dents, mâcher de la racine de Potentille argentée.

Dysménorrhées

La tisane d'armoise est employée avec succès pour provoquer les règles.

Pour les proportions et les doses, voyez à Armoise.

Autre remède : On peut également prendre du sirop d'armoise ; le résultat est le même qu'avec la tisane.

Pour la fabrication de ce sirop et les doses à prendre, voyez à Armoise.

Dartres

Lavez avec un peu d'eau à laquelle vous ajouterez quelques grammes de borate de soude. Badigeonnez ensuite avec de la teinture d'iode.

Autre remède : Mettez infuser la racine de patience sauvage coupée en rondelles dans du vinaigre d'alcool et frottez les dartres avec cette racine jusqu'à guérison.

Autre remède : Faites fondre du sucre candi dans du vinaigre d'alcool et appliquez à l'aide de coton hydrophile sur les dartres.

Autre remède : Lavez de la térébenthine en plusieurs eaux et incorporez-y ensuite, en forme d'onguent, une suffisante quantité de poudre de soufre. C'est un bon remède pour toutes sortes de dartres,

Autre remède : Lavez à trois ou quatre eaux un œuf de beurre frais ; ajoutez-y gros comme une noix de poudre de soufre. Mettez trempez dans un bon vinaigre tant que vous voudrez vous en servir pour frotter les dartres du visage.

Autre remède : Frottez les dartres du visage avec les giroflées jaunes des murailles.

Autre remède : Un peu de soufre en poudre, du jus de citron et un peu de beurre frais battus ensemble en forme d'onguent, sont souverains pour des dartres.

Autre remède : Appliquez sur les dartres vives des compresses trempées dans le jus des feuilles et de racines de patience sauvage.

Autre remède : Lavez les dartres avec la décoction de graines de lupin et de racines de guimauve faite avec du vinaigre, jusqu'à l'évaporation de la moitié. Appliquez des compresses de cette décoction.

Autre remède : Prenez 30 gr. de vieilles noix, 30 gr. de sel et 30 gr. de vinaigre. Pilez ensemble et appliquez sur les dartres.

Autre remède : Le jus tiré des écorces vertes de noix pilées, appliqué deux fois par jour sur les dartres est un remède excellent.

Autre remède : Faites cuire dans du vinaigre de jeunes branches de figuier ; puis broyez-les fortement et en oignez les dartres les plus rebelles qui guériront.

Autre remède : Faites cuire dans une suffisante quantité d'eau, 120 gr. de baies de genièvre concassées ; étant bien cuites, passez-les par un linge par expression. Ajoutez 200 gr. de graisse de porc frais fondue et coulée et 30 gr. de térébenthine. Tout cela étant fondu et incorporé ensemble, ôtez-les du feu. Rejetez l'eau lorsque tout est refroidi.

Ajoutez au résidu 60 gr. de soufre et mélangez.

Appliquez cet onguent en couche mince sur le mal.

Autre remède : Appliquez sur les dartres des feuilles de tussilage ou pas d'âne pilées.

Autre remède : Le tabac femelle qui a la feuille ronde, pilé et appliqué jus et marc, les guérit.

Autre remède : Mêlez ensemble, en forme de liniment, de l'huile d'olive, du vinaigre et de la craie en poudre, de chacun 50 gr.

Autre remède : Lavez avec du jus de tabac mâle à grandes feuilles et appliquez le marc sur les dartres.

Ecorchures

La peau extérieure de l'ail, à son défaut celle de l'oignon, s'applique utilement sur les écorchures.

Autre remède : Un onguent fait d'un oignon blanc et de graisse de chapon pilés ensemble, sert aux écorchures et aux ampoules qui viennent aux pieds.

Ecorchures ou inflammations des pieds

Prenez 15 gr. de miel, 15 gr. de cire, 15 gr. d'huile ; faites le mélange à froid en remuant bien pour obtenir une pommade homogène. C'est un excellent remède pour toutes les écorchures des talons causées par les souliers, pour toutes les crevasses et ulcères des pieds et des mains.

Enflure et inflammation des jambes

Faites cuire du seneçon dans un pot de terre avec

de l'eau et du beurre frais ; faites un cataplasme sur le mal et recommencez souvent.

Autre remède : Frottez la jambe enflée d'onguent fait avec la seconde écorce de sureau cuite dans du saindoux.

Autre remède : Battez ensemble l'huile d'olive, de l'eau et un peu de vinaigre et trempez dedans en deux ou trois doubles un linge que vous appliquerez sur les jambes enflées et enflammées.

Enflure douloureuse des yeux

Faites bouillir des feuilles de laurier dans du vin ; pilez-les et les appliquer sur les yeux.

Eczéma

Prendre comme dépuratif de la salsepareille en décoction.

Faire une décoction avec 150 gr. de racines séchées de salsepareille pour 2 litres d'eau.

On en prend une tasse à café à la fin des deux principaux repas. Continuer ce nettoyage du sang jusqu'à ce que l'eczéma disparaisse.

Autre remède : On peut utiliser comme dépuratif de la décoction de feuilles de douce amère que l'on récolte pendant l'été.

Faire une décoction avec 50 gr. de feuilles de douce amère pour 2 litres d'eau.

On doit en prendre une tasse à café à la fin des deux principaux repas.

Autre remède : On utilise également les fleurs de pensée sauvage ; la décoction est un excellent dépuratif.

On fait la décoction avec 150 gr. de fleurs de pensée sauvage pour 2 litres d'eau.

On en prend à raison d'une tasse à café à la fin de chacun des deux principaux repas.

Autre remède : Quand il y a des lésions chroniques, des plaques rouges, des croûtes suintantes indéfiniment renouvelées, voici un excellent topique qui a été bien souvent employé avec succès. Ce traitement est surtout facile à suivre pour les lésions d'eczéma chronique aux mains et aux jambes. C'est d'ailleurs le lieu d'élection le plus fréquent de cette affection.

Il faut recueillir la suie de la cheminée, de la poêle ou de la marmite du foyer, suie de bois le plus possible plutôt que suie de charbon. On la mélange dans une petite casserole, ou mieux dans une boîte de conserves bien récurée, avec de la graisse de bœuf ou avec du beurre, et on fait chauffer doucement le mélange sur le feu en le surveillant pour qu'il ne déborde pas ; on remue la pâte chaude pour la rendre homogène et on la laisse refroidir. On obtient ainsi un onguent qui a tout l'aspect du cirage. Evidemment son emploi est désagréable, mais il faut subir un petit ennui pour un véritable avantage. Voici comment on l'utilise :

On fait tiédir, matin et soir, la boîte de pommade sur la flamme d'une bougie et, avec le doigt, on étend une couche d'onguent sur la région eczémateuse (elle sèche instantanément) ; on recouvre la pâte d'un bas noir si c'est à la jambe, d'une mitaine ou d'un gant de filoselle noir si c'est à la main ; et on garde le pansement douze heures. Chaque matin et chaque soir on change la pommade ; au bout de quelques jours l'eczéma est guéri.

(*Ici Paris. Nov.* 50).

Pour se préserver des engelures

Faites bouillir une bonne quantité d'orties et des pelures de navets ensemble dans de l'eau salée : lavez-en vos pieds et ils ne seront plus sensibles au froid.

Autre remède : Frottez fréquemment pendant l'été vos mains et vos pieds avec des fraises et le froid ne les endommagera pas en hiver.

Autre remède : Frottez vos pieds de jus d'orties mélangé avec de l'huile et du sel.

Engelures

Baigner les endroits atteints, pieds et mains, dans de la décoction de feuilles de noyer.

Autre remède : Trempez l'endroit atteint dans de la décoction de sauge faite avec du vin.

Autre remède : Appliquez sur les engelures des navets cuits à l'eau et écrasés.

Autre remède : Il faut se frotter longtemps l'endroit atteint avec de l'eau de neige ou avec de la neige et ne pas approcher du feu.

Autre remède : On applique sur le mal du jus d'oignon.

Endocardite

Lorsque, dans les cas d'endocardite, l'action du cœur est faible et irrégulière, et que le pouls est petit et rapide, on prescrit une infusion d'adonis vernalis.

Pour les doses, voyez à Adonis vernalis.

Enrouement

Prenez deux ou trois gousses d'ail pelées, pilez-les avec de la graisse de porc, fondue en forme d'onguent dont vous frotterez vos pieds le soir en vous couchant après les avoir chauffés et les enveloppez de linges chauds, et le lendemain l'enrouement sera dissipé.

Autre remède : Prenez le soir en vous couchant et le matin à jeun, deux heures avant de manger, de la décoction de navets chaude, faite dans de l'eau avec un peu de sucre.

Autre remède : Gargarisez avec une infusion d'aigremoine dans laquelle vous aurez fait dissoudre un peu de miel.

Autre remède : Prendre du sirop d'amandes : c'est un remède agréable qui guérit bien tous les maux de gorge.

Pour la fabrication de ce sirop, voyez à Amandier.

Entéralgie

Le sirop d'aconit calme bien cette forme de névralgie.
Pour la fabrication de ce sirop, voyez à Aconit.
Autre remède : Boire de la tisane d'anis vert. (Voir Anis vert).
Autre remède : L'infusion d'anis calme la douleur de ces sortes de névralgies.
Pour les proportions, voyez à Anis.

Empoisonnement causé par les champignons

Le poireau cuit sous les cendres, mangé, est souverain contre l'empoisonnement dû aux champignons.
Autre remède : L'ail mangé cru, comme le vinaigre ou le jus de citron sont également efficaces.

Engourdissement des membres

Il arrive souvent qu'on ait certains membres du corps engourdis et qu'on y perd presque le sentiment, sans pourtant perdre le mouvement et même quelquefois le mouvement et le sentiment sont notablement diminués sans douleur. On appelle ce mal stupeur ; le remède suivant est excellent, comme aussi aux crampes, à la paralysie partielle et aux verrues.
Prenez des limaces rouges une bonne quantité ; met-

tez-les dans une serviette ; couvrez-les avec une assez bonne quantité de sel de cuisine ; que deux personnes tiennent chacune deux bouts de la serviette, en remuant pendant une heure les limaces et le sel dans cette serviette ; gardez-la ensuite en quelque lieu propre et mettez en-dessous un récipient convenable pour recevoir la liqueur qu'il en découlera ; et avec cette liqueur vous frotterez chaudement les parties attaquées et engourdies soir et matin, comme aussi l'épine du dos depuis le cou jusqu'à l'os voisin du fondement.

Pour les verrues, vous les oindrez cinq ou six jours, deux ou trois fois chaque jour.

Erésipèle

Le cerfeuil pilé et appliqué est très bon.

Autre remède : Appliquez dessus la feuille de chardon à carder.

Autre remède : Battez bien un blanc d'œuf avec un peu de vinaigre. Trempez un linge dedans et appliquez-le sur l'érésipèle.

Entorse ou foulure

Prenez une demi-livre de son de froment, bien purgé de farine, un litre d'eau et un litre et demi de vinaigre. Mêlez ensemble sur feu doux jusqu'à ce que vous obteniez une bouillie. Faites un cataplasme de cette bouillie et l'appliquez sur l'entorse deux fois par jour.

Autre remède : Lorsque l'entorse est nouvelle, faites

cuire un oignon coupé en rondelles dans de l'huile d'olive, jusqu'à ce qu'on obtienne la consistance d'un onguent que vous appliquerez sur l'entorse.

Autre remède : Mettez de l'eau-de-vie dans un récipient, râclez avec un couteau du savon dedans ; mettez ce récipient sur de la cendre chaude. Il se formera une mousse ; vous la mettrez sur un linge que vous appliquerez sur la douleur.

Epilepsie infantile

La tisane d'armoise passe pour calmer les crises épileptiques des enfants, et même supprimer les crises.

Epilepsie

L'épilepsie de la femme, accompagnée de troubles des organes génitaux, peut s'atténuer par l'usage de la tisane d'Armoise.

Pour les proportions et les doses, voyez à Armoise.

Extension violente des nerfs et des muscles

Il n'y a pas de meilleur remède que les compresses trempées dans du bon vin rouge et appliquées sur la douleur.

Estomac enflé au sortir d'une maladie

Prenez une bonne cuillerée d'eau-de-vie et trois cuillerées de bon miel ; mêlez-les et les battez ensemble jusqu'à ce que le miel soit dissous.

Faites quatre prises de cette eau et en donnez une prise au malade, un jour sur deux, et s'il ne guérit pas de ces quatre prises, laissez-le reposer huit ou dix jours et recommencer comme ci-dessus. Ce remède est souverain, principalement au commencement de l'hydropisie.

Foulure

Faites une décoction d'armoise et, en ayant bassiné sur le mal, appliquez l'herbe chaude par-dessus.

Autre remède : Faites cuire à petit feu, dans 150 gr. d'huile d'olive, une poignée de feuilles d'absinthe jusqu'à ce que l'huile soit toute verte. Passez à travers un linge. Conservez ce liquide que vous ferez chauffer avant de l'appliquer sur les foulures.

Fistules

Pour guérir les fistules, prenez une poignée de verveine ; pilez-la dans un mortier, mettez-y deux blancs d'œufs frais, après en avoir ôté le germe ; ajoutez à cela une cuillerée de fleur de farine d'orge ; le tout bien broyé sera mis sur du coton hydrophile. On appliquera sur la plaie et on laissera du soir au matin. On peut avant d'appliquer ce remède prendre de la mauve, de la guimauve, du seneçon, du bouillon blanc, de chacune la même quantité ; les faire bouillir ensemble dans de l'eau ; en mettre sur du coton hydrophile et appliquer sur le mal pour l'amollir et le préparer au remède précédent.

Ce remède est éprouvé aussi pour les abcès internes, le mal de rate, les pleurésies en l'appliquant sur la peau dans la région douloureuse.

Autre remède : Le suc de plantain mis dedans y est fort utile ainsi que celui de lierre terrestre qui est propre à le nettoyer.

Autre remède : L'huile de noix dans laquelle on aura fait infuser et dissoudre du soufre en poudre est excellente.

Autre remède : Prenez des feuilles de grande chélidoine et de tabac mâle vert, de chacune la même quantité ; pilez-les ; mettez-les infuser à l'ombre dans de l'huile d'olive, jusqu'à ce qu'elles paraissent confites. Passez alors au travers d'un linge.

Bien bouchée, cette huile se garde bien.

Gale

Prenez 15 gr. de fleur de soufre, ou de soufre en poudre, 120 gr. de beurre frais, 2 gr. de gingembre en poudre ; faites un liniment du tout.

Autre remède : Pilez fortement une poignée de baies de genièvre, avec une cuillerée de sel ; jetez dans de la graisse de porc que vous aurez fait fondre ; mêlez le tout ensemble ; faites bouillir et passez à travers une toile forte en pressant doucement. Oignez les parties atteintes avec cet onguent.

Autre remède : Une pincée de poudre de racines d'ellébore que vous ferez bouillir pendant quelques instants dans un litre d'eau. Appliquez des compresses sur les parties atteintes de gale.

Autre remède : Hachez bien menu de la racine de patience sauvage, après l'avoir bien lavée ; pilez-la le plus que vous pourrez dans un mortier de pierre ou de marbre avec un pilon de bois.

Incorporez alors du beurre frais pour faire un onguent. Frottez la partie atteinte le soir dans une pièce chaude et couchez-vous de manière à suer.

Autre remède : La gale se guérit avec un mélange de proportions définies d'huile de cade et de glycérine. (Voir huile de cade).

Gale de la tête

Mêlez deux jaunes d'œufs durcis et émiettés avec du beurre frais qu'on aura fait fondre en forme de pommade. Vous en oindrez la gale en couvrant avec un linge.

Autre remède : Frottez la tête de beurre frais noirci sur le feu dans une poêle.

Gale des jambes

Appliquez sur la gale de la morelle pilée, qui fera sortir tout le pus ; continuez jusqu'à entière guérison.

Autre remède : Faites bouillir du lierre de terre dans de l'eau et vous lavez les jambes avec cette eau.

Gastralgie

Prendre de l'infusion d'anis. C'est un excellent calmant qu'il ne faut employer qu'à bon escient, car il est toxique.

Pour les proportions, voyez à Anis.

Autre remède : Boire du sirop d'aconit qui calme efficacement la douleur.

Pour la fabrication de ce sirop, voyez à Aconit.

Autre remède : La douleur causée par la gastralgie se calme au moyen de tisane d'anis vert. (Voir Anis vert.)

Ganglions

Vous vous servirez pour la guérison des ganglions de la ciguë appliquée avec du vinaigre.

Autre remède : Les ganglions sont guéris avec les feuilles de grande joubarbe dont on a ôté la peau du dessus ; mettre et attacher sur le mal et renouveler tous les jours, soir et matin.

Genoux douloureux et enflés

Faites bouillir dans du vin blanc une poignée de sauge, une poignée de camomille, une poignée d'absinthe. Puis appliquez les herbes le plus chaud que vous pourrez le supporter sur le mal.

Autre remède : Faites cuire ensemble du lait, de la mie de pain, un jaune d'œuf et un peu d'huile ; et appliquez sur le mal en forme de cataplasme.

Gerçures des mains, des lèvres ou de tout autre endroit

Pendez du vieux lard avec du fil devant le feu et laissez couler la graisse dans un récipient que vous aurez rempli aux deux tiers d'eau. La graisse ira au au fond de l'eau et deviendra blanche. En frotter les gerçures.

Autre remède : Prenez 30 gr. de cire blanche et 60 gr. de moelle de bœuf ; faites fondre le tout ensemble à petit feu, en remuant avec un bâton et faites-lui faire un petit bouillon. Ensuite retirez du feu et remuez jusqu'au refroidissement. On en frotte les gerçures après l'avoir fait chauffer.

Autre remède : Pour les crevasses des mains, allumez un bout de bougie et faites tomber de la cire dans les crevasses.

Autre remède : Faites fondre 30 gr. de cire jaune neuve coupée en petits morceaux dans 120 gr. d'huile de noix, sur un feu doux. Lorsque le mélange est bien homogène, retirer du feu et continuer de remuer jusqu'à ce qu'il soit froid.

Il est excellent pour les engelures des pieds, des mains, du nez et autres endroits du visage, pour les écorchures, les fentes et les crevasses qui arrivent pendant l'hiver, aux mains, aux pieds, aux lèvres, aux bouts des mamelles des femmes, surtout des nourrices ; pour achever la guérison des brûlures, éteindre toutes inflammations et dissiper les érysipèles.

Goût perdu et dépravé

Le raifort, mangé râpé après le repas, aiguise le goût.
Le suc d'oseille est recommandé contre le goût perdu.
Le sirop fait avec du sucre et jus d'oseille et de pourpier, dont on rince la langue et la bouche. On peut en avaler.

Goutte

Remplissez une bouteille de fleurs de blanc bouillon toutes seules, bouchez-la bien et exposez au grand soleil ; les fleurs se fondront en une liqueur huileuse qui est spécifique pour apaiser les douleurs de la goutte.

Autre remède : Prenez la fleur de blanc bouillon, toute la tige en est bonne, mettez-la dans une pantoufle et mettez le pied malade dedans, en sorte que tout l'endroit douloureux soit entouré de cette herbe.

Autre remède : Appliquez sur les parties sensibles et douloureuses le jus et l'herbe obtenus en pilant dans un mortier des boutons de fleurs d'anémone.

Hémorroïdes

Plusieurs personnes, sujettes aux hémoroïdes, s'en

sont trouvées préservées en portant dans leur poche ou au bras de leur chemise, une excroissance ou tubercule qui naît au milieu des tiges d'un chardon, que l'on rencontre dans les lieux humides.

Pour apaiser la douleur causée par des hémorroïdes

Faites fondre du beurre frais, mêlez-y du jus de morelle et en oignez la partie.

Autre remède : Faites bouillir de la seconde écorce de sureau dans du beurre frais et en oignez la partie.

Autre remède : Faites fondre du plus vieux lard salé que vous pourrez trouver, passer-le dans un linge et faites fondre un peu de cire blanche dans cette graisse pour lui donner de la consistance et en oignez le mal fréquemment avec le bout du doigt ; ce remède est très bon.

Remarquez que quand les hémorroïdes sont internes, il faut avoir une canule de bois, semblable à celle des seringues, mais un peu plus ouverte, dans laquelle on met de l'onguent propre à ce mal qu'on pousse doucement avec un petit bâton rond pour le communiquer à la partie malade.

Autre remède : Faites infuser de la millefeuille dans de l'eau bouillante et buvez de cette infusion jusqu'à guérison, tant pour apaiser la douleur des hémorroïdes que pour en arrêter le flux excessif.

Autre remède : Utiliser la pommade de bourgeons de peupliers. Pour la confection de celle-ci, voir peuplier.

Hémorragies d'une plaie

Les feuilles de pimprenelle de jardin cuites, ou pilées crues, font merveille appliquées sur la plaie.

Autre remède : Pilez de l'ortie crue et appliquez-la sur la plaie.

Autre remède : Appliquez une feuille de plantain sur une coupure. Sur une plaie, il est préférable de piler le plantain avant de l'appliquer.

Autre remède : Pilez des feuilles de millefeuille que vous appliquerez sur le mal.

Autre remède : Le suc de pariétaire arrête le sang et le marc et jus de pariétaire appliqués sur la plaie la guérissent promptement.

Hoquets fréquents

— Tenez longtemps vos mains dans l'eau chaude.
— Mâchez trois ou quatre grains de poivre.
— Avalez une cuillerée de vinaigre.
— Mâchez et avalez de la semence d'anis.
— Buvez beaucoup d'eau chaude et froide ou de la tisane.
— Imbibez un morceau de sucre de vinaigre et le croquer.

Inflammation d'une plaie

Mettez ce que vous voulez d'huile d'olive dans un plat ; jetez-y de l'eau fraîche venant du puits ; battez ensemble fortement avec une cuiller en bois, pendant un quart d'heure environ ; jetez l'eau et appliquez cette huile sur la plaie.

Autre remède : La mauve pilée avec une même quantité de feuilles de saule se met en cataplasme et apaise des inflammations.

Autre remèdes : Le pourpier, le plantain, appliqués seuls, la morelle, la jusquiame, la laitue, la grande et petite joubarbe ; ces deux dernières rafraîchissent grandement et dessèchent et sont bonnes à toutes sortes d'inflammations, phlegmons, érésipèles, dartres, charbons, ophtalmie ; et très bonne encore pour les brûlures.

Inflammation du gosier

Gargarisme de lait, de jus de pariétaire, de jus des deux orties, de vinaigre, de jus de mûres, décoction de figues fraîches, d'eau de rose ou de plantain.

Pour l'inflammation des amygdales et la relaxation de la luette, prenez 30 gr. de feuilles de prunier et autant de miel ; mêlez-les ensemble et faites-les bouillir un moment sur le feu ; laissez-les refroidir et vous en servez en gargarisme.

Incontinence d'urine

L'usage du lait de brebis et de chèvre avec un peu de sucre est admirable pour l'incontinence d'urine.

Autre remède : Avalez en vous couchant la cervelle de lièvre détrempée dans du vin.

Indigestion

L'huile de semence de lin en onction sur la poitrine est bonne pour guérir les maux d'estomac et les indigestions.

Autre remède : Prendre après la dernière chose que l'on mange au souper, sept ou huit grains de poivre entiers ronds, blancs ou noir, dans une cuillerée de vin.

Autre remède : L'on émiette avec les mains la mie d'un pain blanc cuit dès la veille ; ou on la râpe assez menu ; puis on la fait tremper quelques heures en eau tiède ou fraîche que l'on échange trois ou quatre fois ; enfin on la fait cuire à petit feu de charbon dans un pot de terre avec eau beurrée, ou quelqu'autre graisse ; ceux qui veulent rendre cette panade plus délicate, la font tremper et la cuisent en un bouillon de chapon ou de telle autre viande, en la remuant souvent et longtemps avec la cuillère. Cette panade n'échauffe pas comme fait le pain sans être lavé ; elle est bonne pour bien nourrir dans les longues maladies.

Autre remède : Ayez dans une bouteille un quart de litre de bonne eau-de-vie et 30 gr. de canelle concassée ; et dans une autre bouteille 120 gr. d'eau de rose et 30 gr. de bonne cassonnade ; laissez le tout 24 heures séparément, les remuant quelquefois ; puis, au bout de ce temps, mêlez le tout ensemble dans une même bouteille et en prenez une cuillerée cinq heures avant le repas ; elle aide à la digestion et dissipe les vents.

Jaunisse

Boire, le soir en se couchant, du vin rosé où l'on a fait bouillir de la véronique mâle.

Autre remède : La décoction de fraisier sert de boisson ordinaire ; elle sera meilleure si on la fait cuire avec des raisons secs. Par exemple, prenez trois poignées de fraisiers, feuilles et racines, 100 gr. de raisins secs, faites cuire le tout dans de l'eau de fontaine. La boisson est agréable ; on en prend souvent. Si on n'a point de raisins, on peut se contenter des seules feuilles et racines de fraisiers bouillies dans l'eau pour en boire tous les jours.

Autre remède : Faites infuser de la racine de grande éclaire hachée menu dans du vin, qui devient très jaune et qui, étant bu, est un remède infaillible contre la jaunisse.

Joues enflées par fluxion

Faire fondre 60 gr. de beurre frais sur un peu de feu ; ajoutez-y une ou deux cuillers d'eau de rose et mêlez le tout ensemble ; graissez-en la partie enflée ; continuer jusqu'à ce qu'elle soit tout à fait désenflée.

Autre remède : Mettez dans la bouche une figue ouverte et renversée, que vous aurez fait chauffer ; renouvelez-la souvent ; cela fait mûrir promptement la tumeur qui s'ouvrira et le pus sortira avec le crachat.

Langue enflée

Gargarisez-vous la bouche de décoction de lavande, de sauge ou de romarin, faite en vin.
Autre remède : Les jus d'oseille ou de plantain sont bons aussi.

Langue desséchée ou fendue par la fièvre

Le jus de joubarbe tenu sur la langue sans l'avaler, humecte la sécheresse, calme la douleur des fissures et les consolide doucement. Ce jus, mêlé de jus de prunelle est un remède salutaire dans le même cas et dans les fièvres ardentes.

Langue ulcérée

Le plantain a coutume d'entrer dans toutes les décoctions des gargarismes pour les ulcères des amygdales et de la luette, de la gorge et des parties voisines.
Pour les ulcères et glandes de la langue, gargarisez avec le jus des feuilles de moutarde, mêlé avec un peu d'eau et de miel.

Langue paralysée

Détrempez du clou de girofle dans du jus de menthe ; ajoutez-y un peu de vin et le donner à boire au malade.

Autre remède : Broyez ensemble, en parties égales, de la sauge et du persil ; faites-les cuire dans du vin blanc ; gargarisez avec cette décoction et appliquez les herbes cuites sur la gorge.

Membres tremblants

Il est bon de laver souvent le membre dans de l'eau de sauge et de le laisser sécher sans l'essuyer.

Migraine

Battez longtemps trois blancs d'œufs avec un peu de safran et l'appliquer au front dans l'accès de la migraine, étendu sur un linge.

Morsure

Faites une pâte avec du vin, de l'huile, du miel, de l'encens et de la poudre d'os de veau brûlé. Appliquez sur la morsure.

Autre remède : Les fèves de haricots mâchées et appliquées guérissent les morsures.

Autre remède : Mêlez ensemble de la cendre, du vinaigre, du miel et faites-en un cataplasme que vous appliquerez sur la plaie.

Autre remède : Prenez des amandes et des figues pas tout à fait mûres ; pilez-les ensemble et appliquez sur la morsure.

Autre remède : Appliquez sur la morsure un oignon pilé. Ce remède convient particulièrement pour les morsures de chat.

Autre remède : L'oseille est très bonne aux morsures de chien, si l'on frotte la partie avec de la décoction d'oseille et qu'on applique dessus l'herbe fraîche pilée.

Autre remède : Appliquez sur les morsures de chien un oignon pilé avec du sel et du miel.

Autre remède : Frottez et lavez l'endroit avec du jus de poireau pilé avec du sel.

Autre remède : Appliquez de l'ortie pilée avec du sel.

Autre remède : Appliquez des feuilles de plantain broyées.

Autre remède : Les feuilles de menthe broyées et appliquées sont très bonnes pour les morsures de chien.

Autre remède : Pilez un oignon avec beaucoup de sel et appliquez-le sur la morsure et laissez un jour et une nuit. Ensuite, oignez la plaie avec le baume du Samaritain. On fait le baume du Samaritain en mélangeant à parties égales du vin et de l'huile d'olive que l'on fait bouillir ensemble jusqu'à évaporation du vin.

Autre remède : La cendre de racines de choux brûlés mêlée avec du miel et du sel en poudre ; on applique sur la morsure.

Autre remède : Mêlez ensemble, sous forme de pommade, de la racine de fenouil, de la farine de fève, du miel et de la cire.

Morsures de vipères ou d'autres serpents

Le bouillon blanc pilé et appliqué sur les morsures

est souverain.

Autre remède : La rūe pilée avec de l'oignon et un peu de sel, appliquée sur les morsures de serpents est efficace.

Autre remède : Les feuilles de poireau pilées avec du miel, appliquées sur les morsures des bêtes venimeuses et sur la piqûre des araignées est un remède souverain.

Autre remède : Avalez du jus de feuilles de frêne pilées et mettez le marc sur la morsure.

Autre remède : Appliquez sur la morsure de la vipère un ail pilé et mangez-en en même temps.

Nerfs atrophiés

Pilez la racine de guimauve ; faites-la cuire dans du beurre frais et oignez-en le mal jusqu'à guérison.

Autre remède : Faites cuire des racines de guimauve dans du vin blanc ; mélanger ensuite avec de la graisse de poule et appliquez la pommade ainsi faite sur le mal.

Autre remède : Frottez la partie malade à chaud soir et matin avec le baume du Samaritain, c'est-à-dire parties égales de vin et d'huile d'olive bouillis ensemble jusqu'à l'évaporation du vin. Enveloppez ensuite avec des linges chauds.

Autre remède : La moelle de veau, l'huile de semence de lin, mêlées avec des jaunes d'œufs ; quand le mélange est bien homogène, appliquez-le sur la partie malade.

Autre remède : Faites bien cuire cinq poignées de petite sauge, pilée avec une livre de beurre frais ; passez à chaud à travers un linge ; pressez sur le linge pour bien faire sortir tout le jus. Vous ferez réchauffer au bain-marie avant de l'appliquer sur la partie malade soir et matin.

Autre remède : Prenez une poignée de fleurs de romarin, une poignée de feuilles de laurier, une poignée de feuilles de petite sauge, une poignée de feuilles de lavande et une poignée de feuilles de primevère ; ajoutez un litre de vin rouge ; faites cuire tout cela ensemble dans un pot de terre. Appliquez sur la partie malade d'abord le jus, ensuite les herbes.

Autre remède : Trempez un linge dans de l'eau-de-vie chaude. Appliquez sur le mal avec ce linge plié en plusieurs doubles.

Névralgie

Prendre, comme analgésique, du sirop d'aconit.
Pour la fabrication de ce sirop, voyez à Aconit.

Néphrite

La tisane de maïs soulage beaucoup et aide la guérison. La tisane se prend avant les deux principaux repas. (Voir maïs).

Obésité

Un remède merveilleux pour les sujets atteints d'obésité est la teinture d'adonis vernalis.

L'obèse verra sa graisse superflue disparaître peu à

peu, ses suffocations et ses vertiges diminuer et cesser tout à fait.

Pour la manière de faire la teinture et pour les doses, voyez à Adonis vernalis.

Œil au beurre noir

Pour contusion de coup reçu, enflure, rougeur, douleur, démangeaison des yeux, appliquez dessus un morceau de chair crue, de bœuf, de veau ou de mouton nouvellement tués et encore chaude, si possible.

Oignons aux pieds

Faites cuire un gros navet ; nettoyez-le et appliquez-le sur l'oignon jusqu'à guérison ; sur le navet, mettez un linge trempé dans de l'huile de navette.

Ongles fendus

Frottez de temps en temps les ongles avec une couenne de lard.

Autre remède : Appliquez dessus de la semence de cresson broyée avec du miel.

Oppression nocturne

Prenez des raisins passés, ôtez-en les pépins, remplissez-les d'aloès de la grosseur d'un pois ; avalez-en quelques-uns le matin deux heures avant de manger et en continuez l'usage.

Autre remède : L'anis est spécifique ; on en mange de la semence en se mettant au lit.

Palpitations

Les infusions de feuilles d'oranger sèches calment et guérissent les palpitations.

Faire infuser 10 gr. environ par litre d'eau.

Autre remède : Appliquez à la région du cœur un cataplasme de pain détrempé dans du bon vin, y ajoutant poudre de rose, de marjolaine, de noix muscade et de girofle.

Autre remède : Portez 15 gr. de camphre au cou, enveloppé dans un morceau de taffetas cramoisi.

Autre remède : On emplit un sachet de mélisse verte, ou avec une partie égale de feuilles de bourrache. On le trempe dans de l'eau de rose et de vinaigre et on l'applique sur le cœur, ce qui ne manque point de réussir.

Panaris

Prenez du beurre frais, du saindoux, du suif de mouton, de chacun 30 gr. et 60 gr. d'huile d'olive. Faites fondre la cire et les graisses avec l'huile jusqu'à ce que tout soit fondu. Retirez du feu et remuez jusqu'à ce que l'onguent soit froid. Il est excellent pour les panaris, les furoncles, les abcès et surtout les tumeurs qu'on veut faire mûrir et percer. Il est spécifique pour les duretés, les abcès qui surviennent au sein des nourrices et des nouvelles accouchées. Il ramollit toutes sortes de duretés. Quand un ulcère est sec et qu'il ne suppure pas bien, il faut l'appliquer dessus pendant quelques jours pour attirer la suppuration. Quand il a fait percer une tumeur, il faut y mettre un emplâtre de cet onguent et on continue jusqu'à l'entière guérison. Il faut l'étendre assez épais sur la toile.

Pour le conserver, il le faut bien envelopper et l'enfermer, car si on le laisse à l'air, il devient blanc et perd sa qualité. Il vaut mieux n'en faire pas trop à la fois.

Péricardite

Pour diminuer l'accélération du pouls et exciter le cœur, on se sert avec succès de l'infusion d'adonis vernalis.

Pour les doses, voyez à Adonis Vernalis.

Peaux sèches

Massez le visage avec un corps gras, de préférence du beurre frais.

Faire des massages légers et circulaires.

Brossez également la peau avec une petite brosse ronde réservée à cet usage.

Il n'est pas très indiqué d'abuser des crèmes de nuit qui bouchent les pores et empêchent la libre respiration de la peau.

Il serait préférable de se laver le visage avec un savon gras qui nettoierait la peau tout en la nourrissant.

On peut également se laver le visage avec du lait frais. Garder le lait sur le visage pendant quelques heures.

Pesanteur d'estomac

Quand on sent des pesanteurs d'estomac, des indigestions, des douleurs qui procèdent de l'abondance de crudités, le remède le plus facile et le plus prompt est d'avaler quatre grains entiers de poivre noir comme on avale des pilules ; mais il ne faut rien prendre de trois ou quatre heures après.

Piqûre d'abeille, de guêpe et d'araignée

Frottez tout doucement la piqûre avec du jus de joubarbe et aussitôt la douleur et l'enflure disparaîtront.

Autre remède : Lorsque la douleur est très violente, accompagnée d'inflammation et d'enflure, on guérit et apaise le tout très promptement par l'application d'une ou deux feuilles de sauge verte nouvellement cueillies et on se guérit de la même manière d'une piqûre d'araignée.

Autre remède : La mauve mâchée et appliquée sur les piqûres de guêpes ou d'abeilles les soulage merveilleusement.

Autre remède : Sur quelque morsure venimeuse

que ce soit, après l'avoir lavée avec du vin et essuyée avec un linge blanc, appliquez dessus un oignon cru, fendu par la moitié.

Autre remède : Pour les piqûres d'araignées, on lave promptement la plaie avec du vinaigre aussi chaud qu'on peut l'endurer et on applique dessus de l'ail ou de l'oignon pilé.

Piqûres d'orties

Frotter l'endroit piqué avec les feuilles de marguerites et la douleur cessera aussitôt.

Autre remède : L'huile d'olive appliquée est excellente.

Autre remède : Appliquez des feuilles de sureau pilées.

Autre remède : Le jus d'oseille fait passer la douleur.

Piqûres d'abeilles

Prenez une cuillerée de chaux vive et frottez-vous-en la partie affligée, dans l'instant la douleur cessera. Pour détruire le gonflement il suffit de l'humecter avec de l'eau froide que l'on met dans le creux de la main ; mais il faut employer cette eau à plusieurs reprises et en petite quantité.

Plaies à la tête

Les feuilles vertes de bétoine, pilées ; marc et jus appliqués sur la plaie sont très bons.
Autre remède : Faire bouillir des feuilles de grande éclaire dans de l'huile de noix et appliquer sur la plaie.

Plaies au visage

Sans appliquer de baume, lavez au plus tôt toute la plaie avec du bon vin chaud, ayant bien approché les lèvres de la plaie, bandez avec des bandes de fil. Et il n'arrivera pas de suppuration et on n'aura pas besoin de coutures.
Autre remède : Lavez la plaie avec de l'eau-de-vie, approchez les peaux les unes des autres, puis les faire cicatriser ensemble ; il faut avoir du linge de la largeur et de la longueur de la plaie, le tremper dans un blanc d'œuf et l'appliquer sur la plaie. Le linge s'y collera et y séchera si fort qu'on aura mal à l'arracher. Le lendemain, lorsqu'il faudra renouveler le linge, il suffira de l'humecter avec de l'alcool pour le détacher. Il faudra continuer jusqu'à la complète guérison.

Plaies qui ne veulent pas se fermer

Pilez de la grande éclaire avec du miel et appliquez sur les vieilles plaies et ulcères des jambes.
Autre remède : Faites bouillir une poignée de fleurs

de millefeuilles dans une demi livre d'huile d'olive jusqu'à ce qu'elles soient sèches ; ôtez-les avec une écumoire ; et remettez dans cette huile de nouvelles feuilles ; continuez ainsi trois fois ; ensuite mettez dans l'huile 50 gr. de térébenthine et 30 gr. de cire. Faire bouillir pendant une ou deux minutes. Retirer du feu pour faire refroidir ; bouchez le récipient pour conserver la pommade.

Autre remède : Mâchez de fort vieilles noix et les appliquez sur les vieilles plaies et ulcères.

Plaies

Beaucoup de personnes se servent de l'huile de noix comme d'un baume naturel pour les plaies et pour les ulcères.

Autre remède : Pilez des feuilles de mauve et de saule, en parties égales, exprimez-en le jus, trempez dedans des compresses et appliquez sur la plaie ; vous guérirez promptement.

Autre remède : Les feuilles vertes du tabac mâle, pilées et appliquées marc et jus, sont bonnes et éprouvées pour toutes les plaies.

Autre remède : En hiver, au défaut des feuilles, on peut se servir d'huile d'olive, dans laquelle on les aura fait bouillir au mois de septembre.

Autre remède : Lavez la coupure avec du vin et la saupoudrez avec du sucre ou, si vous n'avez pas de vin, la seule poudre de sucre suffit.

Autre remède : Bassinez la plaie avec de l'eau-de-vie et appliquez une compresse d'eau-de-vie.

Plaies des jambes

Faites fondre 60 gr. d'alvéoles de cire dont on a tiré le miel sur le feu doux en remuant ; ajoutez 200 gr. d'huile de noix ; lorsque le mélange est bien homogène, retirez du feu et continuez de remuer jusqu'à complet refroidissement. Appliquez sur la plaie.

Autre remède : Les feuilles de panais et de carottes appliquées sur les plaies sont très bonnes.

Autre remède : Broyez en forme d'onguent, une demi livre de vieux lard avec une poignée de feuilles de petite sauge hachées menu et appliquez-en sur le mal.

Autre remède : Faites cuire de la véronique mâle dans de l'eau jusqu'à évaporation de la moitié de l'eau. Bassinez la plaie avec la décoction chaude et laissez l'herbe dessus.

Plaies de la vessie

L'eau ou le jus de prêle en potion sont excellents, ou la décoction de lierre de terre.

Pieds enflés, lourdeur et lassitude des pieds

Faire cuire de l'armoise dans de l'eau et ayant frotté les jambes avec la décoction, appliquez les herbes dessus et les laissez environ deux heures.

Autre remède : Appliquez sur vos pieds fatigués de l'armoise pilée avec de la graisse.

Autre remède : Faites un peu bouillir de la lie de vin et de la fleur de froment et faites-en un cataplasme tiède sur le mal.

Autre remède : Pilez du plantain avec du vinaigre et appliquez-le sur le mal.

Autre remède : Faites cuire des feuilles de sureau avec de l'eau salée et trempez vos pieds dedans.

Polype

Le suc de cresson de fontaine ou de rivière est bon contre le polype, qui est un morceau de chair tuméfiée pendant dans le nez, qui peut causer la suffocation ou dégénérer en ulcère chancreux, ou en la gangrène même, lorsqu'on le traite mal.

Autre remède : Pilez des feuilles de morelle et humectez souvent de son jus la narine où est le polype avec un petit linge tortillé autour d'un bâton que l'on trempe dans ce suc. On croit que le dernier jus qu'on tire de l'herbe est le meilleure parce qu'il est plus piquant que le premier.

Pleurésie

On donnera au malade 200 gr. de jus de bourrache, ou de cerfeuil, ou de racines de scorsonères en hiver et en été de ses feuilles ; et, en même temps qu'on aura fait avaler un de ces jus, on appliquera sur le côté où la douleur se fait sentir le cataplasme suivant, qui se fait avec une demi douzaine de blancs d'œufs battus et étendus sur des étoupes, sur lesquelles on met 15 gr. de poivre noir et autant de gingembre en poudre ; au défaut de blancs d'œufs, on fait bouillir de la mie de pain dans du vinaigre, on y met de même le poivre, le gingembre par-dessus, puis on applique le cataplasme. On couvrira bien le malade pour le faire faire bien suer. On aura soin d'entretenir la sueur pour le moins pendant sept heures, ou jusqu'à ce qu'on s'aperçoive de quelque palpitation du cœur ou de quelque faiblesse ; alors il faudra ôter le cataplasme et laver le côté avec de l'eau-de-vie un peu tiède ; changer le malade de linge, l'essuyer et lui faire prendre un bouillon. S'il ne sue pas aisément, on lui donne une bonne prise sudorifique, deux heures après qu'il a pris la première, ce qui rendra la sueur générale ; s'il se plaint de quelque faiblesse du cœur pendant qu'il sue, il peut avaler une cuillerée ou deux de vin chaud et de petits bouillons par intervalles pour soutenir et réparer ses forces. Tant que la sueur durera, il faut bien éviter de l'interrompre en se découvrant parce qu'il surviendrait un rhumatisme universel ou d'autres accidents fâcheux. Cette méthode est sûre et prompte pour la guérison de cette maladie.

Toutes les fois que le malade voudra boire, on mêlera une cuillerée de quelqu'un des jus ci-dessus marqués dans la tisane et quatre cuillerées dans chaque bouillon qu'on lui fera prendre ; et ce mélange sera continué nuit et jour jusqu'à la parfaite guérison : mais avant tout, il faut donner ces remèdes au commencement de la maladie sans différer si l'on veut réussir.

Autre remède : Faites tremper une heure ou deux dans un verre de vin blanc une bonne poignée de petites pervenches ou de buis bien broyés dans un mortier, passez par un linge avec forte expression ; faites boire au malade et le couvrez bien pour le faire suer de la manière marquée ci-dessus.

Autre remède : La décoction de fleurs de coquelicot, prise au lieu d'autre bouillon, dans le cours de la maladie est très efficace.

Autre remède : Avalez le matin à jeun vingt ou vingt-cinq baies de genièvre en forme de pilules.

Autre remède : Pour la faiblesse de poitrine, faites bouillir dans un litre d'eau de fontaine ou de rivière quatre racines de scorsonères et, après l'avoir passée, faites-y bouillir et écumer 60 gr. de bon miel blanc avec de la cannelle concassée et prenez-en un verrre soir et matin.

Point de côté

Avalez avec un demi verre de vin blanc le jus d'une poignée de cerfeuil et soyez ensuite deux heures sans manger, vous tenant bien couvert ; et appliquez sur le côté, le plus chaud que vous pourrez endurer, un cataplasme de poireaux fricassés avec du sel et ce qu'il faudra de vinaigre pour les empêcher de brûler.

Autre remède : Un sachet plein de cendres chaudes ; ou bien faites fricasser de l'avoine et du millet dans une poêle avec un peu de sel et l'appliquez sur le mal dans un sachet, le plus chaudement qu'il se pourra endurer.

Purgatifs doux

— Coupez de grosses pommes en deux, ôtez-en les pépins et faites un trou dans le cœur que vous remplirez de bon miel ; faites-les cuire et mangez-les toutes chaudes une heure avant le diner.

— Prenez 50 gr. de racines de patience bien lavées, faites-les bouillir dans un litre et demi d'eau jusqu'à réduction d'un tiers. Vous en boirez un demi litre le matin à jeun et l'autre demi litre au milieu de l'après-midi. Si vous y mettez infuser 2 gr. de séné, l'effet sera plus rapide mais aussi plus brutal.

Poitrine oppressée

Faites bouillir légèrement une pincée ou deux de fleurs de coquelicot dans de la tisane et, l'ayant passée, faites-la avaler chaudement au malade.

Autre remède : Mettez dans un pot de terre six ou sept feuilles de chou rouge et autant de feuilles de pas d'âne, avec un morceau de beurre frais ; il faut que le pot tienne un litre et quand le bouillon sera évaporé à moitié, le passer dans un linge et le prendre en se couchant, trois heures après souper et le matin en prendre autant à jeun, c'est-à-dire un bon demi verre ; ne manger que trois heures après et continuer jusqu'à guérison.

Autre remède : Faites bouillir sept ou huit feuilles de chou rouge dans un litre d'eau, la réduisant environ à un quart de litre. Passez par un linge et versez dans une écuelle, dans le fond de laquelle vous aurez étendu avec le dos d'une cuillère, gros comme le bout du pouce du bon beurre frais et avalez ce bouillon le soir et au moment où vous vous sentirez le plus oppressé.

Rate enflée

Vous connaîtrez l'obstruction de la rate par la tension et la dureté du côté gauche, avec difficulté de respirer dont le malade s'aperçoit particulièrement quand il se presse de marcher ; il sent aussi une lassitude aux jambes.

Faites bouillir un litre d'eau commune, celle de fontaine est la meilleure, dans un récipient convenable ; à l'ébullition jetez dedans 50 gr. de limaille d'acier ; faites-lui faire deux ou trois bouillons et passez sur un linge. Faites boire ordinairement de cette eau au malade à tous les repas. La même limaille peut servir deux fois, mais la dernière fois, il faut la mettre sur le feu en même temps que l'eau.

Douleur de la rate

Il faut faire bouillir dans de l'eau de fontaine une rate de bœuf ; boire pendant neuf jours, chaque matin, un petit verre de cette décoction, puis vous mettez sécher ladite rate dans un four enveloppée de papier ; étant bien sèche, vous la réduirez en poudre que vous partagerez en neuf parties, pour les avaler neufs matins dans un petit verre de la décoction.

Autre remède : Prenez deux poignées de feuilles de verveine, deux ou trois blancs d'œufs, et ce qu'il faudra de farine d'orge ou de seigle.

Pilez de la verveine dans un mortier ; étant pilée, vous y mettrez les blancs d'œufs et la farine d'orge, et vous mêlerez tout cela ensemble, dont vous ferez un cataplasme étendu sur des étoupes de deux doigts d'épaisseur, et de la grandeur de la main, que vous appliquerez bien chaud sur la rate et l'y laisserez pendant seize heures ; continuez toujours de même jusqu'à l'entière guérison qui se fera dans peu de temps. Vous mettrez une compresse sur le cataplasme et sur la compresse une serviette pliée en huit.

Le principal effet de ce remède est qu'il attire comme par une sueur de sang toute l'humeur maligne qui est dans la partie affectée de la pleurésie, à laquelle ce remède est bon aussi, vous pouvez vous en servir de la même manière sur la rate en l'appliquant sur le côté douloureux.

Reins douloureux

Coupez un concombre ou une citrouille en plusieurs tranches et les appliquez sur les reins entre deux linges fins, renouvelant cette application de temps en temps.

Autre remède : Pour un mal de reins invétéré, faites bouillir 120 gr. de cendres de sarment de raisin muscat dans un quart de litre d'eau commune pendant un quart d'heure ; puis laissez reposer toute la nuit. Le lendemain verser la liqueur dans un pot net, et laissez reposer deux heures ; passez ensuite à travers un linge double. Vous en boirez un verre à jeun froid ou tiède puis vous vous promènerez pendant trois heures ; ensuite, vous prendrez un bouillon. Vous recommencerez le lendemain et vous serez soulagé.

Autre remède : Dans une douleur de reins ou de la vessie, on peut donner avec succès 120 gr. de lessive faite avec les cendres de tiges de fèves, car cela décharge les reins des sables.

Règles trop abondantes

Donnez 15 gr. de suc de plantain et autant de celui d'ortie dans un verre de la décoction de ces plantes.

Autre remède : Donnez deux grammes de poudre de fleurs de noyer desséchées avec du vin chaud.

Autre remède : Appliquez sur les reins une livre de terre glaise, détrempée dans deux litres de vinaigre.

Règles irrégulières

Prendre, trois jours avant la date supposée des règles, de la tisane de persil à raison d'un verre à bordeaux avant les deux principaux repas ; continuer ce traitement deux jours après l'apparition des règles.

Rétention d'urine

Pour toute rétention d'urine, mêlez un demi-verre de jus d'orties avec autant de vin blanc et avalez le tout à jeun. Recommencez jusqu'à guérison.

Autre remède : Le suc d'oignon pilé et avalé avec du vin blanc. En prendre un verre le matin.

Autre remède : Appliquez sur la région de la vessie du cresson de fontaine pilé.

Strangurie

ou dégouttement d'urine avec douleur avant et après.

Prenez un oignon haché menu, mettez-le infuser dans de l'eau simple durant 24 heures et buvez de cette eau.

Autre remède : On fait cuire avec du vin, un raifort haché dans un récipient fermé. On fait mettre le tout bien bouillant dans une chaise percée sur laquelle le malade s'assied ; et ce parfum ouvre les conduits de l'urine, la provoque et la tempère.

Rhumatisme chronique

Boire tous les jours un demi litre de tisane de feuilles de cassis séchées.

Rhumatisme

Pilez une bonne quantité de feuilles de raifort ; étant en pâte, appliquez-en sous la plante des pieds du malade depuis le talon jusqu'au bout des doigts ; enveloppez-les bien et couvrez le malade qui doit s'être couché chaudement auparavant. Cela provoque une sueur copieuse qui produit d'ordinaire la guérison.

Rhume

Le rhume se guérit en versant quelques gouttes de citron dans le nez, plusieurs fois par jour.

Autre remède : Prenez le matin deux verres d'eau tiède, autant trois heures après le dîner et autant en vous mettant au lit, cela dégage le rhume et le fait passer promptement.

Autre remède : Prenez une tasse d'eau-de-vie, la moitié d'une muscade râpée, et gros comme un œuf de sucre en poudre ; mettez le tout dans une bouteille, battez-le bien ensemble et l'avaler en trois ou quatre fois en vous couchant.

Autre remède : Faites trempez pendant un ou deux jours de la cannelle concassée grossièrement dans de l'eau-de-vie dans un récipient bien bouché.

Prenez l'infusion bien nette, versez-y du sucre en poudre ; faites un peu chauffer sur les cendres puis mettez-y le feu avec un papier allumé, remuant bien le tout avec le manche d'une cuillère bien propre, jusqu'à ce que l'eau-de-vie ne brûle plus. Conservez cette liqueur qui est un remède très expérimenté.

Autre remède : Prenez trois pommes de reinette, pelez-les, coupez-les par tranches fort minces, mettez-les dans une casserole avec un litre d'eau, 15 gr. de jujubes et autant de raisins secs ; faites bouillir le tout jusqu'à évaporation de la moitié, passez dans un linge et ajoutez-y 120 gr. de cassonnade (sucre brun) ; faites rebouillir jusqu'à ce qu'il reste la valeur d'un quart de litre et ensuite mettez-le dans une bouteille pour en prendre une cuillerée ou deux le soir ou le matin à jeun.

Autre remède : On fait une eau de pommes très bonne pour le rhume en mettant cinq ou six pommes en morceaux sans leur ôter la peau, dans deux litres d'eau bouillante avec 100 ou 150 grammes de bonne cassonnade.

Sciatique

Appliquez sur l'endroit malade des feuilles entières de tabac mâle, que vous aurez infusé quelque temps dans du vinaigre.

Autre remède : Etendez sur la partie malade de l'huile de semence de chanvre chaude.

Autre remède : Frappez l'endroit douloureux avec des orties piquantes jusqu'à ce que cet endroit soit rouge et lavez ensuite avec du vin blanc.

Autre remède : Battez cinq ou six blancs d'œufs frais ensemble ; étendez sur une toile de lin ou sur de la charpie de lin. Saupoudrez de poivre en poudre fine et appliquez sur l'endroit douloureux.

Autre remède : Faites bouillir un litre et demi d'huile de noix et un litre de vin jusqu'à évaporation d'un demi litre de vin ; ajoutez-y la grosseur de la moitié d'un œuf de chaux vive. Faites bouillir jusqu'à disparition des dernières traces de vin. Cette huile est bonne pour en frotter la sciatique.

Scorbut

Faites manger avec la nourriture ordinaire de la moutarde broyée et infusée avec de l'eau de mer, ou à défaut de l'eau marinée, c'est-à-dire de l'eau dans laquelle on aura fait dissoudre autant de sel qu'il est possible.

On en mange à tous les repas le plus qu'on peut et on se purge de temps en temps. Ce remède est excellent.

Autre remède : L'infusion d'alliaire prise comme boisson ordinaire, a une action efficace contre le scorbut.

Pour les proportions, voyez à Alliaire.

Premiers soins

1) *Blessure.*

Quelle que soit la nature de la blessure, soit faite par un instrument tranchant, soit occasionnée par un coup ou une chute, il convient d'abord de désinfecter immédiatement la plaie.

On désinfecte avec de l'eau bouillie en ayant soin, soit de faire tomber l'eau d'une hauteur de 5 cm environ, soit d'écarter délibérément les lèvres de la plaie.

S'il ne s'agit pas d'une coupure nette, mais d'une meurtrissure saignante, il est plus prudent de badigeonner la plaie avec de la teinture d'iode ou du mercurochrome.

Ensuite bander et isoler de tout contact extérieur.

S'il s'agit d'une plaie produite par un contact sur le sol ou par un instrument portant des traces de terre, il sera prudent après ces premiers soins, de se faire vacciner contre le tétanos.

2) *Morsures.*

Outre les morsures de chien pour lesquelles il est bon de voir un médecin afin qu'il soit procédé à un examen, on peut être mordu par des chevaux, des chats et quelquefois par des individus en état d'ivresse.

Il faut d'abord faire saigner la morsure le plus qu'il est possible en comprimant le membre au-dessus de la blessure. Il faut ensuite laver à l'eau bouillie, puis badigeonner de teinture d'iode ou de mercurochrome. Isoler de tout contact extérieur. Faire examiner l'animal quel qu'il soit, car il peut propager la morve.

3) *Piqûres d'insectes.*

Sur les piqûres d'insectes, guêpes, cousins, abeilles, on peut mettre du vinaigre coupé d'eau.

Sur les piqûres de scorpion, il faut mettre des compresses faites avec 10 gr. d'eau de Javel et 100 gr. d'eau.

4) *Morsures de serpents.*

Les morsures de couleuvres peuvent déterminer de la fièvre, voire du délire ; les morsures de vipères ne produisent pas forcément la mort, mais peuvent mettre les jours en danger par intoxication. Il faut faire saigner à tout prix et le plus abondamment possible en exerçant une forte pression au-dessus de la morsure.

Il convient de recourir immédiatement au médecin qui fera une injection de sérum antivenimeux.

5) *Insolations.*

L'insolation se produit les jours de grande chaleur, lorsque la tête est restée longtemps exposée au soleil sans protection.

L'insolation peut donner un simple mal de tête ou faire perdre connaissance.

Il faut immédiatement porter le malade dans un endroit ombragé ; desserrer ses vêtements ; frictionner le corps à l'eau froide ; si l'insolation paraît grave, mettre sur la tête une vessie de glace.

Secours à porter aux noyés

Il faut étendre le noyé sur le ventre, et tourner sa tête de côté. Veillez à ce que rien ne puisse gêner la respiration, à savoir ceinture ou gilet.

Ensuite pratiquer la respiration artificielle comme suit :

Poser les deux mains à plat de chaque côté de la colonne vertébrale, juste au-dessus des hanches.

Premier mouvement : appuyer fortement avec les deux mains.

Deuxième mouvement : cesser la pression, mais ne pas changer les mains de place.

Vous ferez le premier mouvement en même temps que votre expiration et le deuxième en même temps que votre inspiration.

De cette façon, la respiration artificielle est bien conforme à la respiration normale.

Le noyé peut ne reprendre connaissance qu'au bout de quelques heures ; il ne faut pas se décourager.

On peut également, si la respiration indiquée ci-dessus ne fait pas d'effet, faire des tractions de la langue avec un linge pour avoir prise.

Premier mouvement : tirer la langue à soi, assez fort.

Deuxième mouvement : la lâcher pour la laisser revenir à sa position primitive.

Opérer à la cadence de votre propre respiration.

Quand le noyé reprendra sa respiration, il faudra le déshabiller, le frictionner et l'envelopper dans une couverture chaude. Dès qu'on le pourra, il faudra mettre le noyé dans un lit chaud, lui mettre des bouillottes aux pieds, aux aisselles, entre les cuisses et sur l'estomac.

Quand il reviendra à lui, il faudra lui faire avaler des boissons chaudes.

Pour augmenter la sécrétion du lait chez une nourrice

Faire une infusion de fruits de fenouil.

Mettre 10 gr. de fruits de fenouil dans un litre d'eau bouillante.

Boire un verre à bordeaux tous les jours avant le repas de midi.

Autre remède : On peut également faire une infusion d'anis vert.

Peser 10 gr. de fruit d'anis vert et les mettre dans un litre d'eau bouillante.

Boire un verre à bordeaux tous les jours avant le repas de midi.

Surdité

Mettez de la semence d'anis vert dans un réchaud sur le feu ; recevez la fumée dans l'oreille avec un entonnoir de papier ou de fer blanc, et réitérer de temps en temps.

Syncope

La syncope qui vient d'excès de travail ou d'un défaut de nourriture, peut être soulagée par un peu de bonne eau-de-vie introduite dans la bouche ou appliquée sur les tempes ou sur les pouls des bras. On peut aussi donner un peu de bon vin à boire, dans lequel on détrempera fort à propos 3 gr. d'écorce d'orange ou de citron, râpée ou mise en poudre ; on y mêlera quelques grains de genièvre bien mûrs et bien écrasés. Le malade étant revenu, il faut lui donner une rôtie au vin renforcé avec un peu de poudre de cannelle, de muscade ou de girofle si on en a ; ou bien de la poudre de mélisse, de thym, de sauge ou de sarriette.

Seins enflés et enflammés

Prenez une livre de bon miel, douze jaunes d'œufs et un litre et demi de vin. Battez le tout ensemble dans une terrine pendant un quart d'heure ; ensuite mettez dans une casserole pour le faire bouillir doucement et remuer continuellement de crainte qu'il ne s'attache au fond ; il faut le faire bouillir jusqu'à ce que tout le vin soit évaporé et qu'il ait une consistance de pommade.

Cet onguent est bon aux maux de seins, aux abcès du genou et autres, aux plaies, aux ulcères, aux clous, aux inflammations et tumeurs. Il en faut faire un emplâtre assez épais sur un morceau de papier, que vous appliquerez sur le sein. Ce remède ouvre les tumeurs en peu de temps et les referme en quelques jours. Lorsque le mal est percé, on ne met pas d'autre remède que celui-là ; on le renouvellera en faisant d'autres emplâtres. Il faut faire servir chaque emplâtre jusqu'à ce qu'il n'y ait plus de cet onguent sur le papier ; on l'essuie seulement tous les jours et on remet l'emplâtre. Ordinairement il n'est pas besoin de plus de trois emplâtres pour guérir.

Autre remède : Prenez un quart de miel blanc, trois jaunes d'œufs, trois cuillerées de farine de froment et 50 gr. de saindoux ; battez bien ensemble le miel et la farine avec les jaunes d'œufs ; ensuite mettez dans une poêle, sur le feu, le saindoux ; lorsqu'il commencera à fondre, remuez la poêle pour le faire achever de fondre sans ébullition ; quand tout le saindoux est fondu, jetez dans la poêle le mélange miel, œufs et farine, et faites cuire à petit feu jusqu'à obtention d'une bouillie. Pour l'appliquer, vous en ferez un emplâtre sur un morceau de cuir et vous renouvellerez matin et soir. Il faut continuer jusqu'à guérison et appliquez cet emplâtre même lorsque la tumeur est percée.

Autre remède : Prenez une bonne quantité de feuilles d'aigremoine, de mauve, guimauve et seneçon. Cuisez-les avec une suffisante quantité d'eau, et pour une livre de cataplasme ajoutez 50 gr. de graisse de porc et 50 gr. de beurre frais. Mêlez le tout ensemble et l'étendez sur des étoupes pour l'appliquer sur le mal. Renouvelez deux fois et vous verrez le bon effet obtenu.

Sueurs aux pieds et aux mains

Broyez entre vos mains des feuilles de chanvre vertes ; frottez-en vos pieds et vos mains et il ne sueront plus.

Sueur fétide

Otez la mœlle de la racine d'artichaut ; faites-la cuire dans du vin et buvez-le.

Sudorifiques
pour guérir les fièvres où l'on tremble

Une heure avant l'accès de fièvre si on peut le prévoir, ou aussitôt qu'il sera possible, on se mettra au lit ; on boira un quart de litre d'eau ou de tisane tiède. On mettra aux pieds une bouillotte d'eau chaude ; on mettra aussi sous chaque aisselle une boule pleine d'eau chaude. Si le frisson vient, dès qu'on le sentira, qu'on prenne encore un quart de litre d'eau tiède.

Qu'on ne boive point de boisson froide pendant ce temps.

Qu'on demeure bien au chaud jusqu'à la fin de la fièvre ; après on s'essuiera et on se vêtira chaudement pour ne point prendre froid. On prendra un bouillon gras ou maigre, comme on l'aura, même de l'eau tiède et une heure après on pourra manger à sa faim.

Autre sudorifique : Mettez infuser le matin dans 120 gr. de vin blanc une racine de scorsonère et cinq ou six zestes d'écorce d'orange. Bouchez bien le récipient ; le soir même, trois ou quatre heures après souper, passer la liqueur dans un linge et ajoutez à l'infusion une cuillerée de jus d'orange, 120 gr. d'eau et avalez le tout en vous couchant.

Autre sudorifique : Prenez 3 gr. de graine de lierre sèche. Pulvérisez-la et, l'ayant fait infuser pendant quelques heures dans un verre de vin blanc, avalez le tout et vous mettez au lit ; cela excite une sueur abondante et guérit toutes les maladies qui se guérissent par la sueur.

Soif excessive

Le sommeil, le silence, respirer l'air froid, boire du vin fort trempé, plutôt que de l'eau pure, le vinaigre bu avec beaucoup d'eau.

Sucer de la racine de réglisse ; boire son jus.

Boire de la décoction d'orge (Voir chapitre boissons hygiéniques).

On a vu beaucoup de gens mourir pour avoir bu de l'eau froide, c'est pourquoi il faut s'en abstenir.

Autre remède : Pour la soif scorbutique, on met infuser du jus d'oseille dans du petit lait ; on remue le tout, on le passe dans un linge.

Autre remède : Le petit lait rendu acide par quelque sirop, ou quelque jus, est merveilleux contre la soif des fièvres ardentes.

Autre remède : Si la soif vient de l'ardeur du soleil, ou de la fatigue, du chemin, ou de quelque travail pénible, gardez-vous bien de vous reposer à l'air frais, ni de boire de l'eau, ni même du vin frais ; mettez-vous dans un lieu tempéré, prenez une chemise chaude et sèche et, après vous être un peu reposé, buvez un verre de vin pur, pas trop froid, ou de l'eau-de-vie mêlée avec de l'eau.

Ténia ou ver solitaire

Les signes du ténia sont des lassitudes qui prennent d'abord après les repas, sans avoir ni marché, ni fait quelqu'autre exercice qui puisse fatiguer ; ce sont des assoupissements fréquents qui causent des pesanteurs au niveau de l'estomac.

Prenez un gramme de rhubarbe récemment pilée, 3 gr. d'écorce de racine de mûrier cueillie avant que les mûres soient à maturité, 1 gr. de racine de fougère femelle en poudre ; mêlez le tout et prenez-le dans un bouillon gras, le matin à l'heure ordinaire du réveil.

Il faut augmenter ou diminuer la dose selon l'âge et le tempérament. On doit prendre un bouillon deux heures après et, si à la suite de ce remède on a envie de dormir, il ne faut point s'en empêcher.

Si on n'est pas dans un lieu où l'on puisse avoir tout ce qui entre dans ce remède, on peut se contenter de la seule racine de fougère femelle, dont on donnera 6 gr. avec du miel, ou bien 8 gr. dans un verre de vin blanc.

Comme ce remède tue le ver sans le chasser il faut se purger le lendemain, et, parce qu'il ne réussit pas toujours la première fois, il est à propos de le réitérer trois ou quatre fois, laissant un jour entre deux et se purgeant toujours le lendemain.

Autre remède : On peut se contenter de 10 gr. d'écorce de racine de mûrier cueillie, comme il a été dit ci-dessus, avant la maturité de son fruit, que l'on fera bouillir dans un demi litre d'eau commune pendant une demi-heure. On donnera cela à boire le matin à jeun à deux reprises à une demi-heure d'intervalle. Comme l'écorce du mûrier est purgative, on peut se passer de se purger le lendemain.

Autre remède : Le jus de menthe donné avec un peu de vin et d'huile chasse le ténia.

Observation. — Il faut donner les remèdes contre les vers dans le déclin de la lune, parce qu'on a remarqué qu'ils réussissent mieux à ce moment qu'à tout autre.

Si cependant le mal presse, on les donnera en tout temps.

Taches et lentilles du visage

Il y en a qui estiment beaucoup, pour effacer les lentilles, la farine de lupin pétrie avec un peu de vinaigre et appliquée sur la partie.

Autre remède : Lavez le soir votre visage avec une décoction de 30 gr. de riz dans un demi litre d'eau.

Autre remède : Détrempez 30 gr. de miel dans 60 gr. de jus de cresson ; puis passer la liqueur au travers d'un linge. Avec cette liqueur, frottez les lentilles qui disparaîtront.

Autre remède : Le suc de glaïeul mêlé avec de la farine de fèves s'applique sur le visage le soir ; on laisse toute la nuit.

Taies des yeux

(La taie est une tache blanche qui se forme parfois sur la cornée de l'œil).

Mettez une bonne poignée de sel commun dans un grand verre et puis vous l'emplirez d'eau fraîche que vous laisserez ainsi 24 heures ; puis vous mettrez ladite eau dans une bouteille, l'ayant filtrée auparavant. Vous frotterez la taie de l'œil malade trois ou quatre fois par jour avec cette eau.

Pommade pour blanchir, nourrir et conserver le teint

On doit la faire dans le mois de mai.

Prenez une livre de beurre frais du plus gras que vous pourrez trouver, mettez-la dans un récipient de faïence un peu large et l'exposez au soleil en un lieu où il donne presque tout le jour et d'où il ne puisse point tomber d'ordures. Quand le beurre sera fondu, versez dessus de l'eau de plantain et la mêlez bien avec une spatule de bois ; et lorsque le soleil aura dissipé l'eau, vous en remettrez d'autre, et remuerez 5 ou 6 fois le jour et continuerez jusqu'à ce que le beurre soit devenu blanc comme la neige.

Si le soleil n'était pas assez chaud dans le mois de mai, il faut continuer dans le mois de juin jusqu'à perfection. Sur les derniers jours, vous mettrez de l'eau de fleur d'oranger ou de rose, pour donner bonne odeur à la pommade : elle se conserve plusieurs années sans se gâter et elle est excellente.

Il faut s'en frotter le visage tous les soirs.

Pour avoir le teint clair

Les personnes dont le teint est terne et grisâtre envient à juste titre les peaux éclatantes de fraîcheur et de santé. Voici un excellent moyen pour éclaircir le teint.

Le soir, au moment du coucher, après avoir débarrassé la peau des impuretés de la journée par un simple lavage à l'eau froide et au savon, passer sur le visage une rondelle de citron.

Le jus de citron est excellent pour éclaircir le teint. Faire une application une fois par semaine.

Mais il est bon, lorsque le teint est terne, de s'inquiéter de la santé générale et plus particulièrement des fonctions digestives.

Teigne

Concassez dans un mortier des baies de genièvre, faites-les bouillir avec du beurre ou de la graisse sans sel, dans un pot bouché pour garder la vapeur.

Chaque fois qu'on se sert de l'onguent, il faut bien nettoyer la tête en la lavant avec de la décoction de baies de genièvre, ou avec de la décoction de cresson pour mondifier les ulcères ; ensuite essuyer la tête sans frotter et appliquer aussitôt l'onguent aussi chaud qu'il faut pour le tenir fondu ; étendre l'onguent sur la tête avec un pinceau ou un petit chiffon.

Autre remède : Le cresson de fontaine fricassé avec de la graisse de porc et appliqué chaudement en forme de cataplasme sur la tête, emporte en moins de 24 heures toutes les gales et, si on en continue l'usage, la teigne disparaîtra complètement.

Autre remède : On a guéri en peu de temps la teigne d'un petit garçon en lui appliquant sur la tête la chair de porc salé en forme de bonnet.

Autre remède : Faites fondre du beurre frais à petit feu, puis incorporer avec, sur des cendres chaudes, du soufre en poudre en remuant bien jusqu'à consistance d'onguent. Vous en oindrez la tête du malade après avoir rasé les cheveux. Frottez-en la tête deux fois par jour.

Tintements d'oreilles

La fumée de la décoction de lierre de terre bouillie en eau commune, reçue dans l'oreille avec un entonnoir, est très réputée.

Autres remèdes : Coulez une goutte ou deux d'eau-de-vie dans l'oreille, dans laquelle aura infusé du romarin ; ou bien faites recevoir par un entonnoir la vapeur du vinaigre mis dans une écuelle sur un réchaud.

Tumeurs scrofuleuses

Mettre des feuilles de souci pilées avec du vin blanc et appliquez sur le mal.

Autre remède : On fait manger en salade les feuilles et les fleurs de souci, surtout aux enfants qui ont des tumeurs scrofuleuses.

Autre remède : Le souci, bouilli avec la salsepareille, fait une très bonne tisane pour les scrofuleux.

Autre remède : Donner du jus de souci, à savoir trois doigts pour les grandes personnes, deux doigts pour les enfants avec un verre de vin blanc ; continuer tous les matins à jeun en se levant jusqu'à ce que le malade soit guéri.

Ne mangez que deux heures après ; ne mangez aucun fruit cru, ni rien d'épicé ou de trop salé pendant tout le temps que vous emploierez ce remède.

Pour tirer ce jus prenez toute la plante du souci, sauf la racine, c'est-à-dire les feuilles, les fleurs, les tiges pourvu qu'elles soient tendres, car si elles étaient dures, elles ne pourraient pas s'écraser et elles boiraient tout le jus des feuilles et des fleurs ; il importe peu qu'il y ait des fleurs. Pilez la plante dans un mortier de marbre avec un pilon de bois et exprimez-en le jus avec les mains ; laissez-le reposer et ensuite donnez-le à boire comme il est indiqué ci-dessus.

Remarquez qu'on trouve du souci en tous temps, sauf peut-être dans les grandes gelées, qu'il faut préparer du nouveau jus chaque matin, car il se corrompt facilement et ne peut se conserver pour le lendemain sans nuire au malade.

Tumeur ou ulcère à la lèvre

Oindre le mal avec une plume trempée dans un liniment fait de beurre frais dans lequel on aura fait cuire de l'herbe de millefeuille.

Tumeur à la racine ou aux environs des ongles

Mettez dessus un gland bien broyé et incorporé avec du savon.

Autre remède : Mettez dessus de l'encens que vous aurez mélangé avec du miel.

Autre remède : Faites dissoudre de l'alun dans de l'eau et appliquez au moyen de compresses.

Ulcères

Prenez deux jaunes d'œufs, deux cuillerées de miel et deux cuillerées de farine de blé. Mêlez le tout ensemble et appliquez sur les ulcères et sur les plaies.

Autre remède : Prenez des feuilles de tabac mâle vertes, de feuilles de jusquiame, et des feuilles de langue de chien, de chacune la même quantité. Nettoyez-les sans les laver, hachez-les et faites-les cuire à feu doux avec une suffisante quantité de vin rouge. Lorsque les herbes sont parfaitement cuites, pressez et passez le tout à travers une forte toile pour en tirer le plus de jus que vous pourrez. Vous mettrez ce jus dans un chaudron propre avec une égale quantité d'huile d'olive et vous ferez bouillir ensemble sur feu doux en remuant avec une cuiller en bois, surtout à la fin de la cuisson pour empêcher que le baume ne brûle et qu'une espèce de lie ne s'attache au fond du chaudron ; le jus sera complètement évaporé et le baume sera parfait lorsqu'il ne pétillera plus en bouillant et qu'en jetant quelques gouttes de celui-ci sur le feu, il s'enflammera aussitôt sans pétiller. Alors versez le baume dans une terrine ou un récipient d'étain qui soit parfaitement propre ; vous couvrirez d'une serviette. Lorsque le baume sera bien refroidi, versez dans un récipient que vous pourrez bien boucher, car ce baume peut se garder des années.

Vous trouverez au fond une espèce de lie, que vous mettrez dans un plat de terre sur feu doux avec une suffisante quantité de cire coupée en petits morceaux. Vous ferez fondre en remuant avec une cuiller en bois.

Lorsque tout sera bien mélangé, retirer du feu et continuer de remuer jusqu'à ce que cela soit froid.

Ce baume peut s'appliquer sur les plaies et sur les ulcères en voie de guérison.

Lorsqu'on applique ce baume, il faut l'avoir fait chauffer un peu auparavant afin qu'il pénètre mieux.

Remarquez que la première fois qu'on s'en sert pour une plaie ou un ulcère, on lave le mal avec du vin tiède avant d'appliquer le baume.

Autre remède : La décoction de menthe, ou baume des jardins, nettoie les ulcères et ses feuilles séchées à l'ombre et réduites en poudre achèvent de les guérir.

Autre remède : Le suc des feuilles de lis blanc cuit avec du vinaigre et du miel, dans un récipient de terre, est un souverain remède pour les vieux ulcères et les plaies fraîches.

Autre remède : Les feuilles de grande bardane, de grande éclaire ou de véronique mâle, broyées et mises sur les vieux ulcères les nettoient et les cicatrisent.

Autre remède : Lavez les ulcères avec l'eau de pluie trouvée dans les creux des vieux chênes.

Autre remède : La poudre des racines du grand serpentaire mêlée avec du miel guérit les ulcères.

Autre remède : Les feuilles vertes de lierre cuites dans du vin, sont bonnes pour tous les ulcères et aussi pour les brûlures.

Autre remède : Le jus de mûre de ronce appliqué est excellent.

Ulcères aux jambes

La décoction de feuilles de ronce faite avec du vin ou de l'eau, est spécifique et éprouvée contre les ulcères des jambes.

Autre remède : Les pommes pilées sans y rien ajouter sont un remède souverain pour guérir les ulcères.

Autre remède : Pilez des feuilles de verge d'or et appliquez-les sur les ulcères ; continuez jusqu'à la guérison.

Autre remède : Mettez des feuilles de noyer dans de l'eau sur feu doux ; au bout de quelque temps retirez du feu et bassinez l'ulcère avec cette eau ; ensuite appliquez les feuilles dessus et continuez jusqu'à guérison.

Autre remède : Faites bouillir 120 gr. d'huile de noix avec autant de vin blanc jusqu'à évaporation du tiers du vin. Bassinez l'ulcère et appliquez sur l'ulcère des compresses de cette eau.

Autre remède : Saupoudrez l'ulcère de poudre de feuilles de noyer sèches et mettez une feuille verte par-dessus.

Autre remède : Appliquez sur l'ulcère les feuilles vertes de tabac pilées.

Ulcères simples du gosier

Touchez l'ulcère d'un peu de jus de lierre terrestre avec un peu de sel, ou bien touchez-le avec de l'eau salée.

Ulcères dans la bouche

Tenez dans votre bouche le jus de plantain, ou mâchez les feuilles et les racines cuites.

Autres remèdes : Il n'y a point de meilleur gargarisme pour les ulcères de la bouche que le vin et l'eau, ou le vin seul, ou la décoction de cresson dans l'eau.

Autre remède : Touchez souvent l'ulcère avec le baume du Samaritain, fait de 120 gr. d'huile, de 120 gr. de vin, de 30 gr. de sucre, le tout bouilli jusqu'à évaporation du vin.

Il est bon aussi aux plaies et aux ulcères des autres parties.

Ulcère aux reins ou à la vessie

Ceux qui ont des ulcères dans les reins ou à la vessie, ou qui rendent des urines purulentes, se guérissent promptement en prenant de la poudre d'aloès mêlée avec du lait.

Autre remède : On pile dans un mortier de marbre des écrevisses avec du beurre frais ; étant bien incorporés, on met le tout sur le feu pour faire fondre le beurre ; on en fait l'expression qu'on laisse épaissir jusqu'à évaporation de toute humidité. Ce beurre d'écrevisses est un remède souverain.

Maladies de l'utérus

Pour toutes les affections utérines, la teinture d'anémone est un excellent calmant de la douleur.

Pour la fabrication de cette teinture, voyez à Anémone.

Urine sanglante

La décoction de lierre de terre est éprouvée, tant pour se préserver que pour se guérir du pissement de sang.

Autre remède : Les remèdes les plus appréciés dans toutes les hémorragies et le pissement de sang sont le pourprier, qui convient de quelque manière qu'on l'emploie.

Autre remède : La décoction de racines et de feuilles de mauve dans de l'eau, jusqu'à évaporation de la moitié, avalé trois matins de suite, guérit le pissement de sang et la douleur de la vessie.

Autre remède : Prenez dans un bouillon 3 gr. de poudre de feuilles de vigne séchées au four.

Vapeurs

La mélisse prise à la manière du thé apaise les vapeurs des femmes.

Autre remède : Pilez dans un mortier de bois ou de de marbre, une poignée de lierre terrestre et autant d'armoise ; mettez-les infuser dans trois chopines de vin blanc pendant quelque temps et ayant pris un verre le matin à jeun, demeurez deux heures après sans rien prendre.

Varices ulcérées

Prenez une poignée de feuilles d'absinthe, trois pincées de roses rouges, faites bouillir dans une suffisante quantité de vin rouge pour en faire une décoction que vous appliquerez sur les varices.

Vomissements

Mouillez un linge dans de l'eau fraîche, pressez-le un peu et l'appliquez au cou du malade et le vomissement s'arrêtera.

Autre remède : Avalez de la poudre de roses rouges avec de la poudre de cannelle dans du vin.

Autre remède : Appliquez souvent sur l'estomac un sachet plein d'absinthe sèche.

Autre remède : Faites sécher au four une tranche de pain ou croûte sans la brûler ; arrosez-la de bon vinaigre et, l'ayant saupoudrée de poudre de menthe, ou baume de jardin, appliquez-la sur l'estomac.

Autre remède : Plusieurs personnes qui vomissaient après le repas, ont été guéries en prenant une cuillerée de sirop de baies de sureau fait avec du sucre et miel, les uns avant le repas, d'autres le prenant avant et après les repas, ou à l'heure même qu'ils sentaient que le mal voulait revenir.

Autre remède : Videz le blanc d'un œuf frais cru,

remplissez le vide de la coque d'eau-de-vie, laissez-le ainsi cuire sans feu et avalez le tout.

Verrues

Frottez souvent les verrues avec le pourpier froissé entre doigts. On peut agir de même avec le mourron rouge, ou avec les fleurs de souci pilées, ou avec le jus de grande éclaire ou avec le jus de bourrache.

Vertige

Usez de la racine de scorsonère confite, ou frite, ou bouillie ou en tisane, potage, ou après l'avoir broyée, mettez-la infuser pendant douze heures dans du vin blanc, passez-la et buvez un verre de ce vin le matin à jeun et le soir trois heures après le souper.

Autre remède : La sauge en décoction dans du vin est bonne intérieurement et extérieurement, car on boit de cette décoction et on en bassine la tête et les tempes.

Pour provoquer les vomissements

Une chopine d'eau que vous ferez bouillir avec quatre raiforts concassés et l'eau réduite à un quart de litre, y mêlant trois ou quatre cuillerées d'huile d'olive, que vous ferez avaler après le repas pour provoquer le vomissement.

Autre remède : Prenez douze cuillerées d'eau tiède, trois ou quatre cuillerées d'huile d'olive, 50 gr. de beurre fondu, mêlez ensemble et avalez.

Ventre enflé

Prenez aigremoine, primprenelle, bétoine, chiendent et chicorée, racines et feuilles, à la réserve de la bétoine dont on ne doit prendre que les feuilles, de chacune une poignée ; faites-les bouillir dans deux litres d'eau jusqu'à diminution du tiers. Filtrez et laissez infuser dans cette décoction 15 gr. de séné avec 3 gr. de cannelle en morceaux.

Il faut boire à jeun un grand verre de cette tisane et autant trois ou quatre heures après dîner.

Autre remède : Pour l'enflure après une maladie, buvez pendant trois jours consécutifs la décoction de 30 gr. d'écorce de racines de frêne faites dans un litre d'eau réduite d'un quart.

Vers intestinaux

Quelques gouttes d'huile de cade dans de l'eau chassent les vers. C'est un remède peu coûteux, facile à prendre et efficace. (Voir huile de cade).

Vessie ulcérée

Pour l'ulcère des reins et de la vessie, buvez en forme de tisane une décoction de racines de guimauve.

L'ART DE GUÉRIR
PAR LE MAGNÉTISME

Il est une autre manière de guérir, sans utiliser les simples ; il y a pour les personnes de bonne volonté ce mode primitif de guérison qu'est le magnétisme.

Le magnétisme curatif ne donne naissance à aucun effet miraculeux ou surnaturel ; il guérit les maladies pour lesquelles il est employé ou, tout au moins, supprime la douleur et, dans les maladies incurables, retarde le plus possible le moment fatal.

Nous allons indiquer ci-dessous les différentes manières de faire des passes et des impositions de mains ; néanmoins, nous conseillons aux personnes désireuses de faire du bien et de se perfectionner dans la technique du magnétisme, de lire notre Manuel pratique de magnétisme curatif (1).

Principaux émetteurs de fluide

La surface totale du corps humain irradiant du fluide magnétique, il vous serait donc possible, en

---

(1) La Diffusion Scientifique, éditeur.

théorie, de magnétiser par n'importe quelle partie de votre corps.

Mais il est plus aisé de se servir des mains et des yeux, instruments de diffusion placés sous le contrôle direct de la volonté. Le souffle joue également un rôle important.

Les mains

Les mains, émettant une importante quantité de fluide magnétique, feront les passes et les impositions.

Une passe s'effectue toujours de la tête aux pieds, car les passes descendantes provoquent un bien-être et une sensation de calme, tandis que les passes remontantes sont susceptibles de déterminer des malaises.

Manière de faire une passe correctement

Fermer les mains ; les doigts reposant tranquillement sur les paumes ; les élever jusqu'au niveau de la tête ; étendre les doigts légèrement écartés et perpendiculairement à la surface à magnétiser, et faire la passe en descendant la main le long du corps dans la position indiquée ci-dessus.

A la fin de la trajectoire de la passe, fermer les mains ; les élever au niveau de la tête et recommencer.

1) Passes longitudinales.

Une passe longitudinale s'effectue de la tête à l'estomac ou aux pieds, suivant les cas. Les passes effectuées de la tête aux pieds sont dites à grand courant.

Les passes lentes, faites à 5 ou 10 cm de la peau sont saturantes et chargent le sujet. Ces passes sont calmantes et provoquent une douce somnolence.

Amener les poings fermés au niveau de la tête du malade, ouvrir les mains en un mouvement de protection ; les descendre lentement le long de la peau. A la fin de la passe, fermer les poings, les remonter au niveau de la tête en ayant soin de les écarter du sujet pendant ce mouvement afin d'éviter des courants contraires. Les passes dégageantes sont analogues aux précédentes, mais exécutées plus rapidement et à une distance de la peau légèrement supérieure : 10 à 20 cm.

Ces passes stimulent le sujet, lui redonnent de l'énergie et élèvent son niveau de vitalité.

2) Passes transversales.

Placez-vous face au patient, à une distance de 60 à 80 cm. Réunissez vos mains ouvertes devant votre poitrine, les paumes dirigées vers le malade ; étendez les mains devant vous, les paumes toujours dans la même position. Vos bras étant allongés, écartez vos mains l'une de l'autre et ramenez-les à leur position première.

Ces passes doivent être faites rapidement. Elles sont dégageantes et procurent au malade une agréable sensation de bien-être.

Impositions des mains

L'imposition palmaire se fait en présentant la paume de la main à quelques centimètres de la peau. La durée de cette imposition est de 5 à 10 minutes. L'imposition palmaire est calmante.

L'imposition digitale simple au contraire est excitante ; elle consiste à présenter les doigts en pointe à 10 ou 20 cm. de la peau.

L'imposition digitale rotative provoque une excitation plus vive et plus prolongée. Le sens de rotation est celui des aiguilles d'une montre, c'est-à-dire de gauche à droite.

Le regard

Par votre regard, vous pouvez beaucoup, car les yeux, directement commandés par votre cerveau, décèlent votre pensée vraie et suggestionnent, par votre volonté, votre sujet ; or, la suggestion est une aide précieuse pour obtenir des résultats rapides (1).

Posez sur le malade des yeux calmes, en évitant de le fixer intensément, car il pourrait en être gêné et se raidir.

Le souffle

Le souffle est un véhicule important de fluide magné-

---

(1) Voyez à notre manuel de magnétisme curatif, chapitre V.

tique. Il existe deux sortes de souffles donnant des résultats différents.

1) Le souffle froid.

Souffler sur le sujet à une distance de 30 cm. environ.

Le souffle froid décongestionne et réveille.

Pour décongestionner, soufflez vers l'endroit malade. Pour réveiller, soufflez sur le front du patient, en lui protégeant les yeux avec vos mains. Le souffle froid accompagne, dans ce dernier cas, les passes transversales de dégagement.

2) Le souffle chaud.

Le souffle chaud a une action très efficace et très rapide. On l'emploie surtout dans les douleurs vives où le soulagement suit de près l'insufflation.

Approchez la bouche de la partie malade sur laquelle, pour des raisons de convenance, vous aurez placé un linge propre. Le souffle chaud peut également se faire par l'intermédiaire d'un gros tube de verre. Ce dernier moyen est préférable lorsqu'il s'agit d'une douleur précise et localisée ; le souffle chaud se trouve canalisé, il n'y a pas de dispersion possible.

L'eau magnétisée

Au cours d'un traitement, vous pouvez faire boire au malade de l'eau magnétisée, ce qui continuera votre action magnétique lors même que vous n'agirez plus directement par passes ou impositions. Votre fluide magnétique ainsi absorbé se trouve diffusé dans le corps du malade, franchit les parois de l'estomac et de l'intestin et régénère les cellules.

Vous pourrez employer l'eau magnétisée pour laver les plaies, ulcères et eczémas.

La magnétisation de l'eau se fait en dirigeant en pointe vos doigts sur le récipient contenant l'eau à magnétiser ; l'opération dure de 5 à 10 minutes. L'eau garde ses propriétés durant plusieurs jours.

PLANTES MÉDICINALES

AMIDON DE BLE

L'amidon de blé est un excellent émollient. Il s'applique sur les brûlures superficielles.

Pour la diarrhée des enfants, faire un lavement avec 30 gr. d'amidon de blé en poudre pour un litre d'eau.

ABSINTHE

L'absinthe est une plante qui pousse dans nos pays ; elle est très aromatique.

Ses propriétés sont vermifuges et apéritives. C'est un tonique et un stimulant.

On emploie les feuilles et les fleurs.

Contre les vers, on utilise une tisane d'absinthe dans les proportions de 10 gr. pour un litre d'eau.

Comme stimulant et tonique, dans les cas d'anémie et de manque d'appétit, on emploie le vin d'absinthe que l'on prépare comme suit :

Prendre 30 gr. de feuilles ou de fleurs d'absinthe, ou les deux mélangés ; faire macérer dans un demi litre d'alcool à 90°. Ajouter ensuite un litre de vin blanc ; boucher ; laisser au repos huit jours.

Prendre un demi verre à bordeaux avant les repas de midi et du soir.

Pour calmer les fièvres persistantes, prendre du sirop d'absinthe que vous ferez comme indiqué ci-dessous.

Faire d'abord une teinture d'absinthe en laissant macérer 250 gr. de feuilles et fleurs d'absinthe dans un litre d'alcool à 90° pendant une période de quinze jours.

Faire, d'autre part, ces 15 jours étant écoulés, un sirop avec 5 litres de sucre et 1 litre d'eau.

Mélanger la teinture au sirop.

Boire à raison d'un demi verre à bordeaux pour apaiser la fièvre.

ACONIT

L'aconit se trouve en France dans les endroits humides, sous la forme d'aconit Napel.

On utilise les feuilles, les fleurs et les racines.

Il convient de ne pas employer l'aconit inconsidérément ; son emploi n'est pas inoffensif.

On l'utilise comme analgésique, dans les cas de névralgie, tic douloureux, entéralgie, gastralgie, sous la forme de sirop d'aconit.

L'aconit décongestionne dans les cas de grippe, de toux, de pneumonie.

Dans les cas de goutte et de rhumatisme, l'aconit est un excellent diurétique.

La manière la plus pratique et la moins dangereuse d'absorber l'aconit est de le prendre sous forme de sirop.

On fait d'abord une teinture avec 10 gr. d'aconit en poudre très fine dans dix centilitres d'alcool à 70°. Faire macérer 15 jours.

Ajouter alors 30 gr. de cette teinture à un sirop obtenu avec 1 litre d'eau et 5 livres de sucre.

Ne prendre jamais plus d'une cuillerée à soupe par jour.

ADONIS VERNALIS

L'adonis est une plante qui croît en France sur les plateaux d'ancienne formation : Alsace, Aveyron, Lozère, Cévennes.

On utilise toute la plante, sauf les racines.

On emploie l'adonis dans les cas de péricardite et d'endocardite, dans les fièvres infectieuses telles que la typhoïde, la pneumonie, la grippe.

L'adonis régularise le pouls et élève la pression sanguine ; il est donc déconseillé de l'employer dans les cas d'artério-sclérose et dans tous les cas où le malade présentera une tension artérielle trop élevée.

L'adonis est également un diurétique qui élimine les toxines, propriété que ne possède pas la digitale qu'on emploie dans les mêmes cas.

Si le cœur a besoin d'être excité, si la tension artérielle baisse, on emploie avec succès l'adonis qui peut être pris indéfiniment sans danger.

L'adonis se prend sous forme d'infusion faite à raison de 25 gr. d'adonis pour un litre d'eau.

On ne doit pas boire plus d'un quart de litre de cette infusion en 24 heures ; on prend ce quart de litre en 5 ou 6 fois.

L'adonis a une action très efficace dans les cas d'obésité. Il fait « fondre » la graisse, diminue les oppressions et les vertiges.

On le prend sous forme de teinture.

On fait macérer 250 gr. d'adonis dans un litre d'alcool à 90° pendant 15 jours.

On prend 3 à 4 gr. de cette teinture par jour en plusieurs fois et dans les boissons.

AIGREMOINE

L'aigremoine est une plante qui pousse communément en France dans les prés.

On emploie les feuilles.

L'aigremoine, prise en infusion comme boisson ordinaire, espace les crises d'asthme, et peut même, dans certains cas, les supprimer complètement.

On peut nettoyer les plaies avec une infusion d'aigremoine.

Pour les maux de gorge, faire des gargarismes d'infusion d'aigremoine dans laquelle on aura fait dissoudre du miel.

L'infusion d'aigremoine supprime les diarrhées.

On fait l'infusion d'aigremoine dans la proportion de 25 gr. de feuilles d'aigremoine pour un litre d'eau.

AIL

L'ail est cultivé en France ; toutes les ménagères l'utilisent pour leur cuisine.

On utilise les bulbes.

Dans les accès de fièvre, prendre une gousse d'ail le matin tant que durera l'accès de fièvre qui se trouvera abrégé.

L'ail, en infusion, est vermifuge ; il est également diurétique.

Pour faire tomber les cors, pilez 2 ou 3 gousses d'ail et appliquez tous les soirs, pendant une quinzaine de jours, jusqu'à ce que le cor se détache et tombe. Il faut chaque soir employer de l'ail frais.

L'infusion d'ail, prise de façon suivie, dissout pierres et gravelles.

On fait l'infusion à raison de 15 gr. d'ail pour un litre d'eau. L'ail est déconseillé aux nourrices parce que le goût passe dans le lait.

AIRELLE

L'airelle ou myrtille est un arbrisseau qui croît dans les Vosges et dans les Alpes. Les baies sont bleu violacé ; leur saveur est douce, un peu aigrelette.

On emploie les baies.

On utilise avec succès les baies d'airelle sous forme d'infusion dans les cas de diarrhées, même chroniques, pour les dysenteries.

L'infusion se fait à raison de 25 gr. de baies d'airelle pour un litre d'eau.

ALLIAIRE

L'alliaire est une plante vivace qui croît le long des

haies ; sa racine ressemble à un navet ; ses fleurs blanches sont disposées en grappe.

On utilise ses feuilles ; on peut également se servir des graines quand elles sont fraîches.

On emploie l'alliaire comme diurétique.

C'est un expectorant efficace dans les cas de catarrhes ou bronchites.

On l'utilise également contre le scorbut.

On fait de l'infusion d'alliaire à raison de 35 gr. de feuilles par litre d'eau.

AMANDIER

L'amandier est un arbre qui pousse, en France, dans la région méditerranéenne ; ses fruits sont les amandes ; il y a des amandes douces et des amandes amères.

L'amande amère se conserve plus longtemps sans rancir que l'amande douce parce qu'elle contient plus de sel que l'autre.

Il faut éviter de manger des amandes amères, car, au contact de l'eau, elles libèrent de l'acide cyanhydrique ; l'absorption d'une dizaine d'amandes amères pourrait être dangereuse.

On emploie les amandes sous forme de sirop dans les maux de gorge.

Les amandes douces entrent dans la composition d'une excellente crème de beauté.

Sirop d'amandes :

Pelez 100 gr. d'amandes douces et 30 gr. d'amandes

amères ; mettez dans un mortier et réduisez en pâte. Ajoutez 150 gr. de sucre en poudre et remuez bien ; versez alors une cuillerée à soupe d'eau distillée en remuant toujours.

Mélangez la pâte ainsi obtenue avec 300 gr. d'eau distillée ; triturez cette pâte dans l'eau avec les doigts longuement.

Passez ensuite à travers un linge propre en pressant fortement. Le jus qui est le produit de cette opération sera chauffé à très petit feu et, de préférence, au bain-marie ; faites dissoudre alors 450 gr. de sucre cristallisé dans ce jus et laisser refroidir. Après complet refroidissement, ajouter 50 gr. de fleur d'oranger et mélanger.

Pommade d'amandes douces :

Mettre au bain-marie 400 gr. d'huile d'amandes douces et faites-y fondre 100 gr. de cire blanche. Quand la cire sera fondue, retirer du bain-marie et verser dans un pot ; laisser refroidir en remuant continuellement pour obtenir une pâte onctueuse, sans grumeaux. Lorsque le mélange est presque complètement froid, verser peu à peu 250 gr. d'eau de roses qui s'incorporeront au fur et à mesure pendant que vous continuerez à remuer le mélange.

ANEMONE PULSATILLE

L'anémone pulsatille, appelée aussi coquelourde, pousse dans toute la France. Elle fleurit au printemps.

Ses fleurs ont la forme de cloches ; les boutons sont dressés, la fleur ouverte se penche.

On utilise la fleur en bouton ; on ne peut l'employer que fraîche.

On utilise une teinture d'anémones comme analgésique dans les affections utérines.

Dans les cas de rhumatisme et de goutte, on peut appliquer sur les nodosités et sur les parties douloureuses des boutons d'anémone pilés dans un mortier.

Teinture : Prendre 100 gr. de boutons d'anémone et 100 gr. d'alcool à 70°. Faire macérer pendant 10 jours.

Prendre 30 gouttes de cette teinture dans un peu de tisane.

ANETH

L'aneth est une plante qui croît dans les pays chauds ; on la rencontre dans la région méditerranéenne.

C'est une plante aromatique qui ressemble beaucoup au fenouil. On utilise ses fruits qui sont bruns.

Pour favoriser la sécrétion lactée, on la prend sous forme d'infusion légère : 3 à 5 gr. de fruits d'aneth par litre d'eau.

Pour les coliques des enfants, on peut faire une infusion plus forte : 7 à 8 gr. de fruits d'aneth par litre d'eau.

La saveur de l'infusion n'étant pas agréable, on peut ajouter, pour les enfants, du sucre ou du miel.

ANGELIQUE

L'angélique est une plante qui ne croît pas spontanément en France, mais qu'il est facile de cultiver comme on le fait aux environs de Paris ; néanmoins, on peut la trouver, à l'état sauvage, dans les Alpes et les Pyrénées.

On utilise les feuilles et les racines.

L'angélique est excitante, stomacale, cordiale ; elle facilite la digestion surtout après ingestion d'aliments gras.

On l'emploie dans les cas d'anémie, de prostration ; pour les chloroses et dans tous les cas où l'organisme est débilitant ; elle produit des calories qui augmentent la résistance de l'organisme aux climats rigoureux.

Dans les cas de dyspepsie caractérisée par des digestions lentes et difficiles, l'infusion d'angélique favorise les fonctions digestives.

On fait l'infusion à raison de 20 gr. de racines d'angélique par litre d'eau.

Boire un verre à bordeaux avant chacun des principaux repas s'il s'agit d'anémie ; mais pour favoriser la digestion, l'infusion se prend après les repas de midi et du soir à raison d'une tasse à café chaque fois.

ANIS

L'anis est une plante qui pousse en Europe.

On utilise son fruit en pharmacie. Ce fruit est aromatique et sucré.

L'anis vert, sous forme d'infusion, est un calmant.

Aussi le recommande-t-on dans les cas d'entéralgie ou névralgie des intestins, et dans les cas de gastralgie ou névralgie de l'estomac.

L'anis est un produit toxique dont il ne faut pas abuser.

L'infusion se fait avec 10 gr. d'anis vert pour 1 litre d'eau.

Pour augmenter la sécrétion lactée, prendre un verre de cette infusion à jeun.

Pour régulariser les selles des enfants, couper leur lait de moitié avec une infusion d'anis une fois par jour.

Si l'enfant est nourri au sein, la nourrice devra boire 2 ou 3 verres de cette infusion par jour.

POTENTILLE ARGENTEE

La potentille argentée est une plante qui pousse au bord des chemins ; le revers de la feuille de la potentille est blanc argent.

On utilise les fleurs et les feuilles.

On l'emploie pour combattre la diarrhée et la dysenterie.

On fait l'infusion avec 50 gr. de feuilles pour 2 litres d'eau.

La racine mâchée évite le déchaussement des dents.

ANTHYLLIS VULNERAIRE

L'anthyllis vulnéraire est une plante que l'on rencontre dans toute la France.

On utilise ses fleurs.

C'est un excellent cicatrisant.

On peut faire des compresses sur les plaies avec de l'infusion de fleurs. On peut également broyer les fleurs fraîches et les appliquer marc et jus sur les plaies en interposant un linge.

ARMOISE

L'armoise est une plante qui pousse en France et préfère le bord des chemins.

On utilise les feuilles.

C'est un emménagogue ; on l'emploie dans les dysménorrhées.

Pour provoquer les règles, faire une tisane de feuilles d'armoise avec 10 gr. de feuilles pour un litre d'eau.

Boire cette tisane trois jours avant la date supposée des règles à raison d'un verre dans le courant de la journée ; continuer jusqu'à l'apparition des règles.

On peut également faire un sirop dont on prendra la valeur d'une cuillerée à soupe avant les deux principaux repas et, comme la tisane, trois jours avant la date probable des règles en continuant jusqu'à l'apparition de celles-ci.

Faire d'abord une teinture en laissant macérer 50 gr. de feuilles d'armoise dans dix centilitres d'alcool à 70° pendant 15 jours.

Faire, d'autre part, un sirop avec 5 livres de sucre et un litre d'eau.

Mélanger la teinture et le sirop.

On peut également, pour rétablir le cycle régulier des règles, prendre des bains de siège d'une forte infusion d'armoise.

Pour les enfants épileptiques, pour les femmes faisant de l'épilepsie accompagnée de troubles génitaux, la tisane d'armoise passe pour espacer les crises.

Pour les enfants, donner la valeur d'une tasse à café de cette tisane le soir avant le coucher.

Pour les adultes, donner la valeur d'une tasse à thé de cette tisane, le soir avant de se coucher.

Pour guérir les foulures, pilez des feuilles d'armoise dans un mortier et appliquez jus et marc sur le membre foulé, en changeant l'application de 8 heures en 8 heures, jusqu'à guérison.

On peut également appliquer sur la foulure, des compresses de décoction d'armoise faite dans du vinaigre.

ASPERGE

L'asperge est une plante que l'on cultive communément en France dans les jardins potagers. C'est un aliment agréable et apprécié.

En médecine, on utilise ses racines.

L'asperge est diurétique ; on la prend sous la forme de tisane.

Dans les cas de rétention d'urine, 2 à 3 verrres de tisane prise le matin à jeun facilite l'élimination des urines.

Pour les convalescents, avant les deux principaux repas, un verre de tisane d'asperge est un excellent apéritif.

On fait la tisane avec 40 gr. de racines d'asperge par litre d'eau.

Dans les affections cardiaques, on recommande le sirop d'asperge à raison de deux cuillerées par jour prises avec la tisane.

Faire d'abord une teinture en laissant macérer 150 gr. de racines sèches dans 10 centilitres d'alcool, pendant 15 jours.

Au bout de ce temps, ajoutez cette teinture à un sirop fait de 5 livres de sucre et d'un litre d'eau. Bien mélanger.

ACHE DES MARAIS

L'ache des marais, comme son nom l'indique, est une plante qui affectionne les endroits marécageux ; on la trouve en France dans la région méditerranéenne.

On utilise ses racines.

L'ache sert à la fabrication du sirop des cinq racines qui est un excellent diurétique.

Coupez menu, dans un récipient, 50 gr. de racines d'ache des marais, 50 gr. de racines d'asperge, 50 gr. de racines de persil, 50 gr. de racines de petit houx et 50 gr. de racines de fenouil.

Versez sur ces racines trois quarts de litre d'eau bouillante ; laissez infuser toute une nuit ; passez ensuite sur papier filtre.

Refaites infuser les racines dans trois quarts de litre

d'eau du matin jusqu'au soir. Passez dans un linge en pressant pour exprimer tout le jus.

Ajoutez à cette dernière infusion un kilog de sucre. Clarifiez et mêlez les deux infusions. Faites évaporer jusqu'à ce que le poids d'un litre de sirop soit de 1 250 gr.

AGAR-AGAR

L'agar-agar est une substance qui nous vient du Japon.

L'agar-agar s'emploie dans les cas de constipation chronique ; elle donne lieu à aucune accoutumance.

Prendre une cuillerée à café de cette substance ou, selon le degré de constipation, une cuillerée à soupe.

ARNICA

L'arnica est une plante qui croît spontanément dans les régions montagneuses de la France : Vosges, Alpes, Pyrénées.

On utilise ses fleurs que l'on récolte au début de la floraison.

Sur les contusions, on peut appliquer, en compresses, de la tisane d'arnica, à condition qu'il n'y ait pas de plaies.

La tisane se fait avec 5 gr. de fleurs par litre d'eau.

La teinture d'arnica s'emploie lorsqu'un blessé, à la suite de ses blessures, se trouve dans un état de prostration prolongée.

Cependant, à défaut de teinture, la tisane pourra faire l'affaire.

Pour faire la teinture, laisser macérer 50 gr. de fleurs d'arnica dans 250 gr. d'alcool à 60°. Filtrez.

On donne 1 à 2 gr. de cette teinture par jour dans une potion.

ACORE VRAI

L'acore vrai est une plante spongieuse qui pousse dans les marais, principalement en Normandie et en Bretagne.

On utilise la racine que l'on récolte au printemps ou à l'automne.

Un estomac paresseux se trouvera stimulé par l'ingestion, après les principaux repas, d'une tasse à thé d'une décoction d'acore.

Cette décoction se fait à raison de 10 gr. de racine par litre d'eau.

L'acore est aussi un sudorifique que l'on prend sous forme de décoction.

C'est également un emménagogue.

Boire deux tasses de décoction d'acore la veille de la date supposée des règles et continuer jusqu'à l'apparition de celles-ci.

AGARIC BLANC

L'agaric blanc est un parasite du mélèze. C'est un champignon qui a la forme d'un cône arrondi. Sa couleur extérieure est blanche avec des raies brunâtres ou jaunes. A l'intérieur, il est blanc.

On fait la récolte au mois d'août.

C'est un purgatif que l'on prend sous forme d'infusion.

Faire l'infusion avec 10 gr. d'agaric par litre d'eau.

Prendre deux verres de cette infusion le matin à jeun.

Contre les sueurs nocturnes, il est très efficace, mais il ne faut pas en abuser.

C'est un médicament très utile dans les cas de tuberculose ; on en prend une cuillerée à soupe par jour ; il n'y a pas d'accoutumance.

Si vous pouvez vous procurer de l'agaric blanc chez votre pharmacien, ne donnez jamais plus de 4 centigrammes par jour.

AGARIC DE CHENE

Cet agaric est un parasite du chêne et du hêtre. Il est mou, aplati. Il a une caractéristique odeur de moisi.

On le récolte en août.

C'est un hémostatique.

On l'épluche, on l'écrase dans un mortier. On obtient ainsi l'amadou des chirurgiens qui arrête les hémorragies.

ALKEKENGE

L'alkékenge croît dans les terrains cultivés, en particulier dans les vignes.

On utilise les baies et les feuilles.

La récolte se fait en août.

On débarrasse les baies de leur enveloppe.

On se sert de l'alkékenge dans les périodes de fièvres pour apaiser la soif.

L'alkékenge est également un diurétique.

ANCOLIE

L'ancolie est une plante qui pousse en France dans les champs de céréales.

Ses fruits sont vénéneux.

Ses fleurs sont diurétiques.

AVOINE

L'avoine est cultivée en France.

On utilise ses fleurs.

C'est un excellent reconstituant donné en bouillie aux convalescents. Pour cela, on utilise le gruau d'avoine, c'est-à-dire le fruit décortiqué.

Elle est diurétique en décoction à raison de 20 grammes par litre d'eau.

On en fait également des cataplasmes.

Mettre dans un poêle avoine et vinaigre ; faites rôtir un peu ; mettez ensuite entre deux linges et appliquez chaud.

Ces cataplasmes font disparaître les points de côté et autres douleurs.

BALSAMITE

La balsamite, appelée aussi baume des jardins, croît spontanément en France dans la région méditerranéenne. On peut la cultiver dans les jardins à bonne exposition ensoleillée.

On utilise ses fleurs.

Excellent pour les catarrhes des bronches, on la prend sous forme de tisane chaude.

On l'emploie pour toutes les douleurs d'origine spasmodique.

Il est également vermifuge.

C'est un tonique bienfaisant que l'on conseille aux sujets épuisés par une longue maladie.

On fait la tisane avec 20 gr. de fleurs par litre d'eau.

BARDANE

La bardane est très commune en France ; elle pousse sur les bords des chemins ; on l'appelle souvent l'herbe aux teigneux.

On utilise la racine et les feuilles.

La décoction de racines de bardane est dépurative. On s'en sert pour guérir les maladies de peau et les rhumatismes.

Cette décoction est également sudorifique.

La racine de bardane en décoction est aussi diurétique.

Pour utiliser à l'intérieur, faire la décoction avec 50 gr. de racines par litre d'eau.

Cette décoction calme les crises d'asthme et dissout les pierres.

Dans les cas de tuberculose ou de toux chronique, on applique sur la poitrine des feuilles de bardane. Ces feuilles ne peuvent être employées que fraîches.

On peut aussi faire sur la poitrine des compresses de décoction de racines de bardane.

Dans ce cas, et pour toutes les applications extérieures, faire la décoction avec 200 gr. de racines de bardane par litre d'eau.

Pour guérir la goutte, un vieux remède consiste à faire bouillir 120 gr. de racines de bardane dans deux litres de bière pendant 5 minutes. Il faut boire cela en une journée sans prendre autre chose.

BELLADONE

La belladone pousse, en France, à l'état sauvage. Ses fleurs sont rouges, ses fruits sont presque noirs.

On l'appelle souvent la belle dame ; elle entrait dans la composition de certains cosmétiques dont usaient les femmes italiennes ; c'est l'origine de son nom.

On utilise ses feuilles.

On ne doit user de la belladone qu'en cas d'extrême nécessité.

Employée sans discernement, c'est un poison violent.

C'est un contre-poison de l'opium.

Contre l'asthme, inhaler de la fumée de cigarette de belladone, à raison d'un gramme de feuilles sèches par cigarette.

Dans les cas de toux rebelle, faire des compresses d'infusion de belladone, à raison de 7 à 8 gr. de feuilles sèches par litre d'eau.

BENOITE

On trouve la benoîte communément en France, le long des chemins, au pied des haies.

On utilise son rhizome, que l'on récolte au printemps, vers la fin du mois d'avril.

Pour les hémorragies, appliquer des compresses d'une décoction de benoîte.

Dans les cas de diarrhée, boire de la décoction de benoîte.

Pour calmer les quintes de toux coquelucheuses, faites prendre une ou deux cuillerées à soupe de décoction dans un peu de lait sucré.

On fait la décoction avec 5 gr. de rhizome sec pour un litre d'eau.

BERBERIS VULGARIS

Le berbéris, appelé plus communément épine-vinette, croît spontanément en France. Elle constitue souvent la structure des haies. Ses fleurs sont jaunes, ses fruits sont rouges.

On utilise les baies, l'écorce, les bois et la racine.

La racine est fébrifuge et purgative.

L'écorce et le bois sont purgatifs.

Les baies sont hémostatiques.

La racine, le bois et l'écorce se préparent en décoction à raison de 30 gr. par litre d'eau.

Les baies, en décoction également, s'emploient à raison de 15 gr. par litre d'eau.

BETOINE

La bétoine est une plante vivace qui croît spontanément en France et que l'on cultive quelquefois.

Ses fleurs sont pourpres, ses feuilles ovales et rugueuses, sa racine chevelue.

On emploie les racines et les feuilles.

Sa racine est vomitive, en décoction.

Ses feuilles sont sternutatoires. Pour cela on la réduit en poudre très fine et on la prise.

BLUET

Le bluet est une plante très commune en France et que l'on récolte dans les champs de blé à l'époque de la moisson, sur les bords des chemins.

4 gr. de bluet dans un peu de miel guérissent la jaunisse.

L'eau de bluet guérit tous les maux d'yeux.

BOLDO

Le boldo est un petit arbre qui pousse au Chili. On en utilise les feuilles. Ses actions sont diverses.

Le boldo stimule la digestion, décongestionne le foie et améliore les cirrhoses.

Le boldo se prend sous forme d'infusion préparée avec 30 gr. de feuilles sèches par litre d'eau.

Contre la syphilis, on emploie une macération faite de 30 gr. de feuilles de boldo dans un litre de vin. Vin et boldo doivent rester 8 jours en contact. Après quoi, on filtre et l'on boit.

On recommande l'infusion de boldo dans les cas de gravelle.

BOURGEONS DE PIN

Les bourgeons de pins sont souvent aussi appelés, à tort, bourgeons de sapins. Ils se cueillent uniquement sur les pins. Ils sont constitués par 4 ou 5 bourgeons agglomérés par la résine.

Les bourgeons de pins sont très employés pour les catarrhes des voies respiratoires. Ils se prennent sous forme de tisane.

On fait la tisane avec 20 gr. de bourgeons de pins par litre d'eau.

BOURGEONS DE PEUPLIER

Les bourgeons de peuplier sont très efficaces dans le traitement des hémorroïdes sous forme de pommade appelée pommade de bourgeons de peuplier.

Prendre 25 gr. de feuilles de jusquiame séchées, 25 gr. de feuilles de belladone séchées, 25 gr. de feuilles de pavot séchées, 25 gr. de feuilles de morelle séchées.

Réduire en poudre dans un mortier. Verser 100 gr. d'alcool à 90°. Laisser macérer pendant un jour et une nuit dans un bocal fermé.

Au bout de ce temps, ajouter 1 kg. d'axonge et chauffer au bain-marie de préférence pendant 2 heures à deux heures et demie en remuant la masse.

Prendre 200 gr. de bourgeons de peuplier séchés et les concasser dans un mortier. Les délayer dans le mélange obtenu. Laisser macérer 9 heures au bain-marie. Puis laissé refroidir.

BOURDAINE

La bourdaine est un arbrisseau qui pousse communément en France dans les bois.

La couleur extérieure de l'écorce est brun gris, striée de taches blanchâtres. La couleur de la face intérieure est jaune brun.

On utilise l'écorce.

En décoction, l'écorce est laxative et purgative ; son usage, même prolongé, ne cause aucune irritation des intestins.

On ne doit utiliser que de l'écorce ayant au moins un an.

On fait la décoction avec 50 gr. d'écorces sèches par litre d'eau.

BOUILLON BLANC

Le bouillon blanc est une plante qui pousse en France, dans les lieux incultes.

On utilise ses fleurs et ses feuilles.

Le bouillon blanc est pectoral.

On fait des cataplasmes de feuilles sur les ulcères douloureux.

On fait des lavements avec l'infusion de feuilles et de fleurs pour les hémorroïdes.

Contre les coliques, on prend de l'infusion de fleurs de bouillon blanc à raison de 20 gr. par litre d'eau.

Le sirop de bouillon blanc est un puissant adoucissant des maux de gorge.

Sirop de bouillon blanc : Prendre une grosse poignée de fleurs de bouillon blanc ; mettre dans un pot en grès ; ajouter un litre d'eau et laisser macérer pendant 3 semaines ; couvrir le pot d'un linge pour qu'il ne puisse y tomber aucune poussière. Au bout de ces trois semaines, filtrer cette macération.

Ajouter à la liqueur un kilo de sucre et porter le mélange à ébullition ; laisser bouillir un quart d'heure environ et retirer du feu. Ecumer la mousse. Lorsque cette liqueur sera tiède, verser dans une bouteille et boucher.

Ce sirop se prend par cuillerées à bouche.

On le prescrit dans tous les cas d'irritation de la gorge ; la quantité absorbée en une journée est tout à fait indifférente, car cette liqueur est inoffensive.

BOURRACHE

La bourrache est une plante commune en France ; elle pousse dans les lieux incultes ; ses feuilles sont ovales ; ses fleurs sont bleues ; sa tige est poilue.

On utilise les feuilles et les fleurs.

La bourrache est sudorifique ; on la prend sous forme d'infusion.

Elle est adoucissante dans les cas de bronchites.

Elle est diurétique.

On fait l'infusion avec 10 gr. de fleurs de bourrache pour un litre d'eau, ou avec 15 gr. de feuilles par litre d'eau.

BOURSE A PASTEUR

La bourse à pasteur pousse communément en France ; ses feuilles sont vert glauque ; ses fleurs sont blanches.

On emploie la plante fraîche.

Dans les cas de règles abondantes et douloureuses, faire bouillir pendant cinq minutes 20 gr. de bourse à pasteur dans un litre d'eau.

Prendre un verre de cette boisson dès l'apparition des premières douleurs et un autre verre une heure après.

Continuer pendant toute la durée des règles s'il le faut.

On l'emploie comme astringent dans les diarrhées, les hémorragies et les crachements de sang, sous forme d'infusion.

On utilise 30 gr. de bourse à pasteur par litre d'eau.

BRYONE

La bryone est une plante vivace et grimpante qui pousse, de préférence, dans les haies.

On utilise sa racine qui est volumineuse et assez légère ; elle se casse avec facilité. Sa saveur est âcre et amère.

Pilée, la racine sert à faire des cataplasmes, dans les cas de goutte. Il faut appliquer ces cataplasmes avec prudence.

La racine de bryone est purgative et n'irrite pas les intestins.

Elle est également vomitive ; on l'emploie au commencement de la coqueluche.

Elle est aussi diurétique.

On l'utilise sous forme d'infusion à raison de 10 gr. par litre d'eau.

BRUYERE

La bruyère est une plante qui pousse spontanément en France. On utilise ses fleurs.

Elle est diurétique, en infusion, à raison de 50 gr. de fleurs séchées par litre d'eau.

CAFE

Le café est une graine de plantes qui poussent dans certains pays chauds comme le Brésil.

On utilise le café torréfié.

Le café possède de nombreuses propriétés. Il est excitant. On le dit digestif.

Quelques personnes ressentent de l'insomnie après l'ingestion d'une infusion de café.

Le café provoque l'accélération du pouls ; il active

la circulation ; il provoque une excitation intellectuelle passagère et active la puissance de la pensée.

L'usage abusif du café détermine des troubles tels que : gastralgies, vertiges, tremblements, insomnies ; le sujet, dans les cas extrêmes, est pâle et maigre ; et cela s'exprime par le fait que le café est un aliment qui use beaucoup d'éléments azotés.

C'est un contre-poison de l'opium.

Dans les cas d'intoxications par l'oxyde de carbone, on utilise avec succès les lavements.

CAMPANULE

La campanule est une plante qui croît spontanément dans les forêts de France ; on la cultive également pour ses hampes florales garnis de jolies clochettes.

On utilise ses fleurs en infusion.

La campanule est très utile à ceux dont le métier est de faire usage de la parole, comme les orateurs, les prédicateurs, les avocats.

En effet, la campanule tonifie les cordes vocales et guérit les inflammations de la gorge.

CAMOMILLE ROMAINE

La camomille romaine pousse en France à l'état sauvage. En la cultivant, on obtient des fleurs doubles. Ses fleurs sont d'une couleur blanc jaunâtre ; leur saveur est amère.

On utilise les fleurs. Il est à noter que les fleurs

doubles provenant de la camomille de culture sont moins actives que les fleurs de camomille sauvage.

L'infusion de camomille est emménagogue, diurétique, tonique, stimulante, stomachique et vermifuge.

On l'emploie souvent contre les coliques. On l'emploie aussi contre la fièvre intermittente.

Dans les cas de règles douloureuses, l'infusion de camomille est efficace par ses propriétés antispasmodiques.

A l'extérieur, l'huile de camomille en friction est calmante.

Huile de camomille : Prendre 50 gr. de fleurs séchées de camomille romaine et 500 gr. d'huile d'œillette. Laisser macérer pendant 5 heures en remuant de temps en temps. Au bout de ce temps, passer à travers un linge par expression.

En infusion, 10 gr. de fleurs de camomille par litre d'eau.

CAMOMILLE ALLEMANDE

La camomille allemande, au contraire de la camomille romaine, a une odeur forte et désagréable. La tige mesure 70 à 80 cm. Les fleurs sont jaunes blanches. On la trouve à l'état sauvage. On peut également la cultiver.

On utilise les fleurs.

La camomille allemande est antihystérique et emménagogue.

On l'emploie sous forme d'infusion à raison de 10 gr. de fleurs séchées par litre d'eau.

CAPILLAIRE

Le capillaire est une plante qui pousse dans le sud de la France ; il croît de préférence dans les endroits humides et frais et affectionne les parois de certains puits et tous les murs humides et aérés.

On utilise les feuilles.

Le capillaire est astringent et calme les toux rebelles ; il est émollient et expectorant.

On l'emploie quelquefois dans les maladies des bronches.

On fait de l'infusion avec 15 gr. de feuilles pour un litre d'eau.

On utilise souvent le sirop.

Sirop de capillaire : Mettre au fond d'un pot 65 gr. de feuilles séchées de capillaire et verser dessus un litre d'eau bouillante. Boucher le pot. Laisser infuser 6 à 8 heures. Passer ensuite par expression.

Ajouter alors le double du poids du liquide en sucre ; faire bouillir. Et filtrer à nouveau à travers un linge.

CAROTTE

La carotte est une plante annuelle que les ménagères connaissent bien. On utilise la racine.

Elle est laxative, vermifuge et diurétique.

On la donne à manger crue aux convalescents et aux rachitiques. C'est un excellent aliment de valeur nutritive égale à un beefsteak.

Râpée, elle s'emploie en cataplasmes et guérit les

brûlures, furoncles, clous, panaris, dartres et ulcères.
On l'employait autrefois contre la jaunisse.

CATAIRE

La cataire est aussi appelée herbe aux chats parce qu'elle attire les chats.

La tige est couverte de poils et atteint parfois 60 cm. Les feuilles sont ovales, un peu grises en dessous.

On la trouve surtout dans les terrains pierreux.

Elle est emménagogue et stimulante.

On fait l'infusion avec 30 gr. de feuilles par litre d'eau.

PETITE CENTAUREE

La petite centaurée est une plante qui croît à l'état sauvage, en France, dans la région méditerranéenne. Elle affectionne les endroits secs.

On utilise les fleurs ; celles-ci sont roses ; elles ont une odeur agréable et une saveur très amère.

La petite centaurée est légèrement laxative.

C'est un tonique, un stomachique, un vermifuge et un fébrifuge.

On l'emploie dans les cas de dyspepsie et de paresse de l'estomac.

Comme tonique on emploie le vin de petite centaurée qui est excellent pour les adolescents et toutes les personnes affaiblies par une longue maladie.

Vin de petite centaurée

Première recette : Faites dissoudre un kilo de sucre

dans deux litres d'eau, à chaud ou à froid, comme il vous plaira. Laissez refroidir ou faites tiédir et ajoutez 5 gr. de levure de bière. Bouchez et laissez fermenter. Quand la fermentation sera faite, ajoutez 500 gr. de pétales de petite centaurée. Laissez macérer un mois.

Filtrez et mettez en bouteilles.

Donner la valeur d'un verre à bordeaux avant chacun des deux principaux repas.

Deuxième recette : Cette deuxième recette de vin de petite centaurée donne un vin moins reconstituant que le précédent. Il a l'avantage d'être de préparation plus rapide.

Faites macérer 150 gr. de pétales dans deux litres de vin rouge pendant 8 jours.

Filtrez et mettez en bouteilles.

Se prend comme le vin précédent.

CADE

Le cade est une sorte de genévrier. On utilise l'huile de cade.

L'huile de cade est très employée contre les vers intestinaux et contre la gale.

Contre les vers intestinaux, 15 gouttes, prises à jeun dans un peu d'eau, doivent suffire.

Contre la gale, mélanger 20 gr. d'huile de cade et 10 gr. de glycérine ou de glycérolé d'amidon et appliquer sur les parties atteintes.

CASSIS

Le cassis est un groseiller à fruits noirs. On emploie son fruit.

Le cassis passe pour guérir les rhumatismes chroniques. Boire tous les jours un demi-litre de tisane de feuilles de cassis séchées.

CHARDON BENIT

Le chardon bénit est une plante annuelle qui croît spontanément en France, dans la région méditerranéenne. Sa tige est rougeâtre ; ses feuilles sont vert pâle, ses fleurs sont jaunes. Il a une saveur amère.

On utilise les feuilles et les fleurs.

Sous forme d'infusion, le chardon bénit est tonique et fébrifuge. On l'emploie contre la fièvre intermittente.

On applique le suc des feuilles fraîches sur les ulcères et les brûlures.

On fait l'infusion avec 30 gr. de feuilles ou de fleurs pour un litre d'eau.

Comme tonique, on utilise du vin de chardon bénit que l'on fait comme suit.

Faire macérer 30 gr. de feuilles ou de fleurs séchées dans un litre de vin rouge pendant 10 jours.

Au bout de ce temps, filtrez et mettez en bouteilles.

Prendre un verre de ce vin avant les repas de midi et du soir.

CERFEUIL

Le cerfeuil est une plante que l'on cultive en France, dans tous les jardins potagers. Les ménagères le connaissent bien. C'est une plante aromatique.

On utilise ses feuilles ou la plante entière.

La décoction de cerfeuil guérit les inflammations des yeux.

Des cataplasmes de cerfeuil cuit guérissent les hémorroïdes.

CHIENDENT

Le chiendent pousse partout et envahit les champs. On utilise ses racines ou rhizomes pelés et séchés. La récolte se fait à l'automne.

On l'utilise en tisane comme diurétique dans la proportion de 20 gr. par litre d'eau.

CERISE

Les cerises fraîches, écrasées calment les maux de tête ; on en fait des cataplasmes que l'on applique sur le front.

Les queues de cerises en tisane sont très connues pour leurs propriétés diurétiques. On fait la tisane avec 100 gr. de queues séchées pour un litre d'eau.

CITRON

Le citron est le fruit d'un arbre qui pousse en France, dans le midi, quand on le cultive.

C'est un fruit jaune ovoïde.

Dans les cas de digestion difficile, faire une infusion avec un zeste de citron ; sucrer à volonté et boire très chaud.

Le rhume se guérit en versant quelques gouttes de citron dans le nez, plusieurs fois par jour.

Le jus de citron est excellent pour éclaircir le teint.

Le suc de citron, qui est le jus remplissant les cavités du fruit, est antiseptique et astringent.

On l'utilise également en badigeonnage dans les cas d'angine.

C'est un remède efficace dans les cas de scorbut.

Pour guérir le rhumatisme articulaire aigu et la goutte, on utilise avec succès le remède suivant :

Le premier jour, boire le jus de deux citrons.

Le deuxième jour, boire le jus de quatre citrons.

Le troisième jour, boire le jus de six citrons.

Continuer jusqu'au dixième où vous buvez le jus de vingt citrons.

Le onzième jour, ne plus boire que le jus de dix-huit citrons et diminuer ainsi les doses de deux citrons par jour.

Le traitement dure dix-neuf jours.

CHELIDOINE

La chélidoine, comme également sous le nom de grande éclaire, est une plante vivace qui suinte un suc jaune lorsque l'on brise la tige. Les fleurs sont jaunes.

La chélidoine affectionne les murs.

On utilise la racine, le suc et les feuilles.

La chélidoine a des propriétés purgatives, diurétiques et vomitives.

On le prescrit contre les dartres et contre la jaunisse.

Il fait merveille dans toutes les maladies de peau.

Il détruit les verrues.

Lorsqu'on s'en sert comme purgatif, diurétique, vomitif et contre la jaunisse, on boit de la décoction faite de 20 gr. de feuilles fraîches ou de 10 gr. de racines séchées par litre d'eau.

Il ne faut pas augmenter la dose, car la chélidoine, à forte dose, est un poison violent.

Lorsqu'on s'en sert contre les maladies de la peau et pour faire disparaître les verrues, on fait des applications du suc de la plante.

CHENE

Le chêne est, en France, un arbre très connu.

On utilise les glands et l'écorce.

Les glands s'emploient dans les cas de faiblesse, d'anémie, de scrofule. Ils sont toniques et antiscrofuleux.

L'écorce est astringente ; on l'emploie sous forme

de lavement pour arrêter les diarrhées et contre les hémorragies.

Les glands ne sont propres à la consommation que lorsqu'ils sont torréfiés ; il est possible de les torréfier soi-même dans une poêle.

On fait des infusions de glands torréfiés à raison de 40 gr. par litre d'eau.

Pour les lavements, les gargarismes et les lotions, on fait des décoctions d'écorce à raison de 50 gr. par litre d'eau.

CHICOREE SAUVAGE

La chicorée sauvage est une plante que l'on trouve en France sur le bord des chemins et dans les terrains vagues et incultes.

On utilise les feuilles et les racines.

La racine est laxative et dépurative ; on l'emploie dans les cas d'engorgements des voies biliaires, de paresse d'estomac ou d'intestin, ainsi que dans les maladies de peau venant d'un mauvais fonctionnement des voies digestives.

L'infusion de feuilles se fait à raison de 10 gr. de feuilles séchées par litre d'eau.

L'infusion de racines se fait avec 20 gr. de racines séchées par litre d'eau.

GRANDE CIGUE

La grande ciguë ou ciguë officinale, est une plante qui mesure jusqu'à deux mètres. On la reconnaît à ce que sur ses pétioles, il y a des taches brunes ou rousses. La grande ciguë abonde dans les lieux incultes et dans les décombres.

On utilise les feuilles et les fruits.

On doit récolter la ciguë lorsqu'elle a deux ans. La ciguë a une odeur et une saveur désagréables.

La ciguë est un poison violent, aussi faut-il l'employer avec circonspection.

On emploie la ciguë contre la syphilis, la coqueluche et les maladies de nature spasmodique. On l'emploie également en lotions contre les dartres.

On fait l'infusion de ciguë avec 30 gr. de feuilles ou de fruits par litre d'eau.

COCHLEARIA

La cochlearia est une plante annuelle qui se sème au printemps. Elle sert d'ornement dans nos jardins. Elle croît spontanément sur le bord de la mer.

On utilise les feuilles que l'on récolte au début de la floraison. Elles sont plus actives fraîches que sèches ; néanmoins, on peut les sécher.

Pour reconnaître le cochlearia, frottez une feuille entre vos doigts ; il se dégage une odeur qui ressemble à celle de la moutarde. La saveur est âcre.

On l'emploie contre le scorbut, le scrofule et contre les maladies de la peau.

On peut faire l'infusion avec de l'eau ou du vin, à raison de 50 gr. de feuilles fraîches ou 30 gr. de feuilles séchées par litre.

Comme tonique, on peut donner de la conserve de

cochlearia qui se compose de 100 gr. de feuilles fraîches et de 300 gr. de sucre, le tout pilé et mélangé.

On donne par jour 20 gr. pour les enfants au-dessous de 10 ans, 30 gr. pour les enfants au-dessus de 10 ans et 40 gr. pour les adultes.

COING

Le coing est le fruit du cognassier, arbre qui croît dans nos régions. Les feuilles sont duveteuses, les fleurs, roses, ont la forme de calice.

Les fruits sont jaunes à maturité ; ils ont la forme de poire ; ils ont une odeur très forte.

On utilise les fruits et les pépins.

Les fruits sont astringents et toniques. On les utilise sous forme de sirop dans les diarrhées.

Les pépins décortiqués et pilés sont adoucissants. Ils sont employés dans les maux d'yeux, les brûlures, les gerçures des lèvres, des mains et des seins.

Le sirop de coing se prend à raison de 50 à 100 gr., suivant la gravité de la diarrhée.

Pour faire le sirop, prenez de beaux coings, bien sains. Râpez-les ; exprimez-en le jus au travers d'un linge. Faites cuire le jus avec un poids égal de sucre, jusqu'à obtention d'un sirop.

COLCHIQUE

La colchique, appelée aussi Safran des prés, est une plante que l'on rencontre partout en France dans les herbages et les pâturages. Les fleurs sont roses.

On utilise les bulbes et les graines.

On doit récolter les bulbes de préférence au mois d'août, au moment où ils atteignent leur plus grand développement.

La colchique à forte dose est un poison violent.

A faible dose, c'est un sudorifique, un purgatif, un vomitif.

On l'emploie dans certains médicaments pour traiter la goutte et les rhumatismes.

COURGE

La courge est cultivée communément en France dans les jardins potagers.

On utilise la semence.

La semence mondée est excellente pour expulser les ténias et les bothriocéphales, vers analogues aux ténias.

Emondez des semences de courge ; pilez-les, réduisez-les en bouillie et mélangez avec du miel ou de la confiture selon le goût. Pour les enfants, 40 gr. suffisent ; pour les adultes, on prescrit 60 gr.

COQUELICOT

Le coquelicot pousse dans les champs à l'état sauvage. Ses fleurs sont rouge vif.

On utilise les pétales des fleurs.

Les pétales s'emploient sous forme de tisane dans les cas de bronchites, de catarrhes et de toutes irritations des voies respiratoires.

La tisane se prépare en utilisant 10 gr. de pétales séchées pour un litre d'eau.

CRESSON

Le cresson se trouve dans les ruisseaux de toutes nos campagnes.

Frais, il constitue un excellent diurétique.

Pour le scorbut, le cresson est très efficace.

Prenez 100 gr. de cresson frais ; pilez-le dans un mortier ; exprimez-en le suc et filtrez sur papier filtre.

On peut également prescrire le cresson sous sa forme naturelle avec ou sans assaisonnement à la convenance de chacun.

On fait des cataplasmes avec le cresson pilé que l'on applique sur les ulcères scrofuleux.

Le cresson mâché raffermit les gencives.

CORIANDRE

La coriandre est une ombellifère qui croît en France à l'état sauvage.

On utilise le fruit.

Le fruit est stomachique, stimulant, antihystérique.

On le prescrit dans les cas de langueur, de paresse de l'estomac, de dyspepsie, de digestion difficile, sous forme d'infusion à raison de 10 gr. de fruit par litre d'eau.

CUMIN

Le cumin, que l'on cultive dans la région méditerranéenne, est aussi appelé anis âcre.

On utilise ses fruits ; ils ont une couleur jaune sale et dégagent une forte odeur de punaise ; ils ont également une saveur aromatique très accentuée.

Il sert, dans certains pays, de condiment.

C'est un emménagogue et un sudorifique.

Il a les mêmes propriétés que l'anis.

CHEVREFEUILLE

Le chèvrefeuille est un arbrisseau grimpant qui embaume les haies et les clairières de nos campagnes. On les cultive quelquefois pour l'odeur de ses fleurs.

On utilise les fleurs.

C'est un astringent.

On emploie l'infusion de 50 gr. de feuilles dans un litre d'eau pour combattre la diarrhée.

CAILLE-LAIT

Le caille-lait est une rubiacée qui pousse en France et affectionne les endroits secs.

On utilise la plante entière.

Elle est astringente et arrête les diarrhées.

On s'en sert pour guérir la coqueluche, surtout à son début, et toutes les maladies de nature spasmodique.

On fait l'infusion avec 10 gr. de caille-lait pour un litre d'eau.

CARDAMINE

La cadarmine ou cresson des prés pousse dans les lieux humides. Ses fleurs sont en épis ; elle sont bleu-violet.

On utilise les fleurs ou la plante entière. Elle est plus active étant employée fraîche.

On l'emploie sous forme d'infusion comme antiscorbutique.

L'infusion se fait avec 30 gr. de cardamine par litre d'eau.

CAROUBIER

Le caroubier est une légumineuse qui pousse en France dans la région méditerranéenne.

On utilise ses fruits.

On le prescrit quelquefois dans les cas de tuberculose en raison de ses qualités alimentaires.

Il est très légèrement laxatif et, en même temps, arrête les diarrhées.

CHARDON MARIE

Le chardon marie est une sorte de chardon argenté qui pousse dans les lieux incultes et sur le bord des chemins. On dit que les ânes l'apprécient beaucoup.

On utilise les feuilles et les semences.

C'est un sudorifique.

On l'emploie en compresses pour arrêter les hémorragies.

L'infusion se fait avec 20 gr. de feuilles ou de semences séchées pour un litre d'eau.

CHOU

Le chou est une plante commune que l'on cultive en France dans tous les jardins potagers.

La première eau de cuisson des choux est légèrement laxative, tandis que la dernière eau de la cuisson arrête les diarrhées.

Les feuilles de chou cuites et appliquées en cataplasmes sur les furoncles, les anthrax hâtent la guérison en les faisant mûrir.

Le chou rouge est un tonique que l'on prescrit aux malades atteints de tuberculose. C'est un reconstituant.

CONCOMBRE

Le concombre est une plante que l'on cultive en France sur couche ou à exposition très ensoleillée.

On utilise le fruit.

Le concombre fait merveille sur les démangeaisons qu'il soulage immédiatement. Epluchez un concombre, coupez-le en rondelles ; laissez reposer 2 heures. Puis exprimez le jus à travers un linge. Ce jus, appliqué en compresses sur les démangeaisons, adoucit et calme l'irritation.

CONSOUDRE

La consoudre se rencontre en France dans les prairies humides.
On utilise sa racine.
Ses propriétés sont astringentes.
On l'emploie dans les cas de diarrhées, de dysenteries et d'hémorragies.
Pour guérir les gerçures et les crevasses des seins, râpez une racine de concombre et faites des applications sur l'endroit malade.
On fait l'infusion avec 20 gr. de racines sèches par litre d'eau.

CORONILLE

La coronille est une légumineuse qui croît en France dans la région méditerranéenne.
On utilise ses feuilles.
C'est un tonique du cœur ; malheureusement elle peut provoquer des accidents tels que vomissements, vertiges, diarrhées.
C'est un remède dangereux à employer et il faut lui préférer l'adonis vernalis.

DATURA

Le datura est une plante très commune que l'on rencontre dans les lieux incultes et dans les décombres.
Ses feuilles sont incisées et dentées sur les bords ;

elles ont une odeur désagréable et fétide ; leur saveur est âcre et aussi désagréable que leur odeur.

Ses fruits sont pareils à des noix hérissées d'épines. A l'intérieur, se trouvent les graines.

On utilise les feuilles et les fruits.

Le datura en fumigations apaise les crises d'asthme nerveux.

Le datura a les mêmes propriétés que la belladone, mais il est plus actif.

On emploie l'infusion faite avec 2 gr. de feuilles sèches pour un litre d'eau pour calmer les douleurs ; on ne doit pas boire plus d'un verre de cette infusion par jour.

Les cigarettes antiasthmatiques doivent contenir un gramme de feuilles sèches de datura par cigarette. On peut mélanger ces feuilles au tabac ordinaire.

Pour faire des applications de compresses sur les endroits contusionnés sans blessure, faire une infusion de 20 gr. de feuilles sèches par litre d'eau.

DOUCE AMERE

La douce amère est une plante qui atteint 2 mètres et pousse dans les haies et les buissons qui la soutiennent dans son ascension. Ses fleurs sont violettes, en étoile, avec, comme cœur, une pointe jaune.

Ses fruits sont rouges à maturité.

La douce amère dégage une odeur désagréable et assez forte. Sa saveur est amère avec un arrière-goût sucré.

On utilise la tige, que l'on dépouille de ses feuilles.

On la coupe en morceaux de 4 à 5 centimètres et on fait sécher.

La douce amère est dépurative. Elle est très employée dans les maladies de peau telles que dartres et eczémas.

On l'utilise aussi contre le rhumatisme et la goutte.

On l'absorbe sous forme de décoction à raison de 20 gr. de tiges séchées par litre d'eau.

DROSERA

La drosera est une petite plante qui affectionne les tourbières et les terrains humides. Ses feuilles sont recouvertes de poils dont la tête sécrète un liquide visqueux qui retient les insectes. Les poils se rabattent alors sur l'insecte que la feuille digère.

Ses propriétés sont antispasmodiques ; on obtient de très bons résultats dans les cas de coqueluche.

On utilise toute la plante.

On l'emploie sous forme de teinture.

Broyez dans un mortier 50 gr. de drosera et ajoutez 250 gr. d'alcool à 60°. Mettez dans un récipient bien bouché et laisser macérer pendant une dizaine de jours.

Passez ensuite à travers un linge en pressant fortement.

Donnez 20 à 30 gouttes de cette teinture par jour en trois fois dans une potion.

DIGITALE POURPREE

La digitale est une plante vivace qui pousse en

France dans les forêts et les taillis. Elle préfère les terrains siliceux. Elle doit son nom à sa fleur en forme de doigt ; on l'appelle aussi doigt de Notre-Dame.

La digitale se cultive dans les jardins d'agrément, mais on n'utilise, en thérapeutique, que la digitale sauvage.

On utilise les feuilles. On cueille celles-ci sur des pieds de deux ans et avant la floraison, c'est-à-dire en juillet.

La digitale n'est pas un médicament que l'on peut prendre de façon suivie, car il se forme dans l'organisme de l'accumulation. On ne peut guère dépasser trois à quatre jours de traitement.

Pendant tout le traitement, le malade devra garder le lit.

La digitale apaise les battements de cœur ; elle arrête les hémorragies, guérit les rétentions d'urine. On l'emploie parfois pour abaisser la température.

La dose à prendre par jour est la suivante :

0 gr. 5 de feuilles fraîches infusées dans 150 gr. d'eau bouillante. Ajoutez 100 gr. d'un sirop quelconque et prenez en quatre ou cinq fois.

ERGOT DE SEIGLE

L'ergot de seigle est un champignon qui se développe sur le seigle.

L'ergot de seigle a la forme d'un arc ; il est brun violet. Sa saveur est âcre ; son odeur, lorsqu'il est frais, est celle d'un champignon et, lorsqu'il est conservé, il sent le moisi. Il faut le conserver dans des récipients bouchés hermétiquement. On ne doit pas employer de l'ergot de seigle ayant plus d'un an.

On utilise l'ergot de seigle dans de nombreux cas : lorsqu'après un accouchement, la délivrance étant effectuée, il se produit une hémorragie.

Dans les cas d'hémorragies utérines.

On peut par un usage prolongé de l'ergot de seigle, faire disparaître des fibromes ou tout au moins les faire considérablement diminuer de volume avec une grande prudence.

L'ergot de seigle est un excellent hémostatique. On l'utilise aussi dans les hémorragies bronchiques.

L'ergot de seigle donne un résultat appréciable, employé contre l'incontinence d'urine nocturne.

L'ergot de seigle fait également diminuer le volume d'une rate hypertrophiée.

On donne l'ergot de seigle sous forme de poudre à raison de 2 à 3 gr. dans un peu d'eau sucrée.

EUCALYPTUS

L'eucalyptus est un arbre que l'on a acclimaté en France où on le cultive dans la région méditerranéenne.

On utilise ses feuilles.

L'eucalyptus est fortement aromatique.

On l'utilise en inhalations dans les catarrhes des bronches.

Dans les cas de tuberculose, il apaise la toux et facilite l'expectoration.

Sous forme d'infusion, on le donne dans les cas de fièvre intermittente.

L'infusion se fait avec 20 gr. de feuilles sèches pour un litre d'eau.

FENOUIL

Le fenouil est une plante aromatique de la famille des ombellifères. Il pousse à l'état sauvage et on le cultive fréquemment.

On utilise les fruits et les racines.

Ses propriétés sont purgatives et galactogènes. Les nourrices l'utilisent pour augmenter la sécrétion lactée.

On fait l'infusion avec 10 gr. de fruits ou 25 gr. de racines pour un litre d'eau.

FOUGERE MALE

La fougère mâle pousse dans les bois. La face antérieure de ses feuilles est couverte de petites masses jaunes ou brunes qui servent à la reproduction de l'espèce.

On utilise le rhizome, que l'on récolte en toutes saisons et qu'il est préférable d'employer frais.

La fougère mâle qui pousse dans les terrains rocailleux est plus active que celle qui pousse dans les plaines.

On utilise le rhizome contre le ténia.

On le donne en poudre à raison de 2 gr. pour les enfants et de 10 gr. pour les adultes.

On peut également le donner sous forme d'infusion faite avec 20 gr. de rhizome par litre d'eau.

Signalons en passant que le matelas de fougères est très sain pour les tout-petits.

FRAISIER

Le fraisier est une plante que tout le monde connaît bien et qui pousse à l'état sauvage au bord des chemins et des bois.

On utilise la racine et les feuilles.

Il est diurétique et astringent ; on s'en sert pour guérir les diarrhées.

La fraise, prise en grande quantité, est bonne contre la goutte.

La racine de fraisier des bois passe pour guérir l'artério-sclérose.

On fait l'infusion avec 40 gr. de racines séchées par litre d'eau.

On prend cette infusion avant les repas car elle est apéritive.

FRENE

Le frêne est un arbre qui croît en France et dont on utilise l'écorce et les feuilles.

Les feuilles sont laxatives, diurétiques et sudorifiques. L'écorce est tonique ; elle a des propriétés astringentes et fébrifuges.

L'infusion de feuilles s'emploie dans les cas de goutte et de rhumatisme.

L'infusion se fait avec 40 gr. de feuilles ou d'écorce par litre d'eau.

FUMETERRE

Le fumeterre pousse dans les jardins à l'état sauvage. Ses fleurs sont d'un beau rouge pourpre.

On utilise toute la plante.

Ses propriétés sont dépuratives.

On l'emploie avec succès contre le scrofule.

La tisane de fumeterre se prépare dans les proportions suivantes : 30 gr. de fleurs de fumeterre séchées pour un litre d'eau.

Le sirop de fumeterre est un tonique.

Faites bouillir 50 gr. de fumeterre dans un litre et demi d'eau. Faites réduire d'un tiers et ajoutez un kilo de sucre. Remuez jusqu'à dissolution complète.

FRAGON EPINEUX

Le fragon épineux ou petit houx est une plante que l'on rencontre parfois en France dans les bois. Sa tige est droite et haute de 50 à 60 cm. Ses feuilles dures sont pointues. Ses fruits, comme ceux du houx, sont rouges à maturité.

On utilise le rhizome. Il a une saveur un peu douce, puis âcre.

Son odeur rappelle celle de la térébenthine.

Le rhizome en infusion est diurétique.

On fait l'infusion avec 20 gr. par litre d'eau.

FRAXINELLE

La fraxinelle est une plante fortement aromatique. On l'appelle aussi dictame. Ses fleurs sont blanches. Elle pousse communément dans les montagnes.

On utilise l'écorce et la racine.

Ses propriétés sont vermifuges et antihystériques.

On la prend sous forme d'infusion à raison de 10 gr. d'écorce sèche par litre d'eau.

FICAIRE

La ficaire est encore appelée petite éclaire ou petite chélidoine. C'est une petite plante que l'on trouve dans les bois humides. Ses fleurs sont jaunes.

On utilise les racines.

L'infusion de racine de ficaire est employée contre les hémorroïdes.

On fait l'infusion avec 50 gr. de racine sèche par litre d'eau.

FILIPENDULE

La filipendule est une plante qui pousse dans les bois et que l'on cultive souvent pour la beauté des fleurs blanches.

On utilise la racine.

Ses propriétés sont astringentes ; on l'emploie pour la guérison des diarrhées.

Elle est également diurétique.

On fait l'infusion avec 50 gr. de racine sèche pour un litre d'eau.

FUCUS VESICULEUX

Le fucus vésiculeux ou varech est une variété d'algues très connue. On le rencontre sur les côtes de France.

On utilise toute la plante.

Le varech est employé contre le scrofule sous forme d'infusion.

L'infusion se fait avec 10 gr. de varech séché pour un litre d'eau.

Le varech constitue des matelas très sains pour les petits enfants.

GALEGA

Le galega est une légumineuse appelée aussi rue des chèvres. C'est une plante que l'on cultive en France dans la région méditerranéenne.

On utilise toute la plante sauf les racines.

Ses propriétés sont antisyphilitiques et sudorifiques.

On l'emploie en poudre à raison de 2 à 3 gr. dans une boisson sucrée.

GOUDRON VEGETAL

Le goudron végétal se présente sous forme visqueuse et gluante, d'une fluidité variable.

Il s'emploie pour les bronchites et le scorbut sous forme d'eau de goudron.

Eau de goudron.

Faire un mélange avec 5 gr. de goudron végétal et 15 gr. de sable légèrement calciné.

Ajoutez un litre d'eau distillée et agiter de temps à autre. Laisser en contact un jour et une nuit.

Filtrer ensuite sur papier filtre.

Le sable employé aura été préalablement lavé et séché.

Le goudron végétal s'emploie pour les furoncles et les eczémas sous forme de pommade.

Pommade de goudron :

Mélanger 20 gr. de goudron et 120 gr. d'axonge.

Appliquer la pommade ainsi obtenue en couches minces.

Le goudron végétal s'emploie également dans les cas de lymphatisme et d'hémoptysie ; faire la préparation suivante : 10 gr. de goudron auquel on ajoute un litre d'eau bouillante. Prendre un demi-verre à vin chaque jour.

GENIEVRE

Les baies de genièvres se cueillent à la deuxième année, lorsqu'elles sont de couleur bleu noir.

Ces baies sont aromatiques et dégagent une odeur agréable.

On les emploie pour la cirrohse, l'artério-sclérose et comme diurétique.

Comme diurétique, faire infuser des baies de genièvre dans la proportion de 15 gr. de baies par litre d'eau.

Ne pas en abuser.

Pour la cirrhore, croquer des baies de genièvre dans les proportions suivantes :

Une baie le premier jour ; 2 baies le deuxième jour et ainsi de suite en augmentant la dose d'une baie par jour jusqu'au quinzième jour.

Le seizième jour, n'en croquer plus que quatorze et ainsi de suite en diminuant d'une baie par jour.

Arrêter alors 15 jours et recommencer.

Pour guérir l'artério-sclérose, délayer 10 gr. d'extrait de genièvre dans un litre d'eau.

Boire un verre à bordeaux au repas de midi.

GENET

Le genêt croît spontanément en France dans tous les terrains sablonneux. Les fleurs sont d'un beau jaune ; les fruits se présentent en gousses comme les haricots.

On utilise les fleurs, les graines et les jeunes branches avec leurs feuilles.

On l'emploie dans tous les cas de prostration avec ralentissement du cœur, d'atonie du cœur. Cela peut se produire dans le cours des maladies infectieuses.

On prescrit le genêt, plus généralement, dans tous les cas où le cœur a besoin rapidement d'un remontant.

Comme tonique du cœur, on emploie une tisane de branches, à raison de 10 gr. par litre d'eau que l'on fait bouillir jusqu'à réduction de moitié.

On peut également faire macérer 2 gr. de graines dans un verre de vin blanc.

Les fleurs, à petites doses, sont diurétiques.

On fait alors l'infusion avec 20 gr. de fleurs par litre d'eau.

Les fleurs, à plus fortes doses, sont purgatives. On fait l'infusion avec 40 gr. de fleurs séchées par litre d'eau.

GENTIANE

La gentiane est une plante qui croît spontanément en France dans les Vosges, les Alpes, les Pyrénées, le Jura, etc... C'est une plante qui atteint 1 mètre à 1 m 50.

On utilise les racines ; les racines ont une odeur de pain d'épice. Leur saveur est très amère.

Ses propriétés sont toniques, fébrifuges, apéritives.

Elle stimule les fonctions digestives.

C'est un tonique pour les anémiés ; on le donne sous forme de macération dans du vin rouge.

On l'emploie de même contre le scrofule et l'hystérie.

Elle passe pour guérir la fièvre quarte.

Elle est également sudorifique et vermifuge.

Pour exciter l'appétit, faire macérer 250 gr. de feuilles sèches 24 heures. Ajoutez du sucre et du vin blanc.

Boire comme apéritif avant chacun des deux principaux repas.

Pour les anémiés et les personnes atteintes de scrofule, faites macérer 60 gr. de racine réduite en poudre dans un litre de vin rouge. Sucrez au goût de chacun ou prenez nature.

Boire la valeur d'un verre à bordeaux avant les repas de midi et du soir.

L'infusion se fait avec 10 gr. de racine réduite en poudre pour un litre d'eau.

GERMANDREE SAUVAGE

La germandrée est une plante vivace, aromatique, qui croît spontanément dans les bois. Sa tige est poilue ; ses fleurs sont rouges. Sa saveur est amère.
On utilise les feuilles et les fleurs.
Elle a des propriétés toniques.
On emploie contre la goutte l'infusion faite avec 15 gr. de germandrée séchée par litre d'eau.

GERANIUM

Le géranium, qu'il convient de ne pas confondre avec le pélargonium, est une plante que l'on cultive communément pour la beauté de ses fleurs. Son odeur est très aromatique.

On utilise ses feuilles sous forme d'infusion.
Il a des propriétés astringentes.

GUIMAUVE

La guimauve pousse spontanément en France dans

les endroits humides. Ses feuilles sont duveteuses, ses fleurs sont roses et très jolies.

On utilise les feuilles, les fleurs et les racines.

Les feuilles s'emploient sous forme de cataplasmes.

Les fleurs sont pectorales et se prescrivent sous forme d'infusion à raison de 20 gr. de fleurs sèches par litre d'eau.

Les racines s'emploient sous forme de lavements dans les cas de constipation et d'inflammation des intestins.

On fait alors une décoction de racines sèches à raison de 20 gr. par litre d'eau.

GINGEMBRE

Le gingembre est une plante que l'on cultive dans presque tous les pays chauds. On utilise son rhizome.

Dans le commerce, on trouve le gingembre gris et le gingembre blanc.

Le rhizome de gingembre se casse facilement. Son odeur est aromatique et agréable. Sa saveur est brûlante.

C'est un carminatif que l'on emploie souvent dans les coliques.

Il est stomachique et améliore les fonctions digestives par les secrétions gastriques qu'il provoque.

On l'emploie sous forme d'infusion à raison de 5 gr. par litre d'eau.

GUI

Le gui est une plante toujours verte qui croît sur beaucoup d'arbres : pommiers, poiriers, châtaigniers, peupliers, chênes, etc...

L'odeur du gui est désagréable. Sa saveur est amère.

On utilise le gui pour pallier aux méfaits de l'hypertension : migraines, vertiges, crampes, vomissements, vue troublée, oreille bourdonnante.

Le gui s'emploie avec succès lorsqu'à la ménaupose, la pression sanguine s'élève. Le gui fait disparaître les palpitations et les essoufflements.

C'est également un antispasmodique que l'on utilise contre l'épilepsie.

Le gui est un agent important d'élimination de l'urée.

On prescrit le gui sous forme de macération.

Faites macérer 30 gr. de gui dans un litre de vin blanc.

Donner 150 gr. de ce vin par jour.

GRENADIER

Le grenadier est un arbre qui croît dans les pays chauds et que l'on cultive en France dans la région méditerranéenne.

On utilise son écorce.

Celle-ci se présente, dans le commerce, sous forme de petits tuyaux. Elle n'a pas d'odeur.

On emploie l'écorce de grenadier contre le ténia.

On fait bouillir 60 gr. d'écorce dans trois quarts de litre d'eau jusqu'à ce que, par évaporation, il ne reste plus qu'un demi litre.

On prend en deux ou trois fois en espaçant les prises d'une demi heure.

Au bout de deux heures, prendre une capsule d'huile de ricin pour évacuer le ténia.

On ne peut prescrire l'écorce de grenadier qu'aux enfants âgés de plus de 5 ans.

HOUBLON

Le houblon pousse dans toute la France, à l'état sauvage.

On utilise, en thérapeutique, des fleurs femelles du houblon qui se présentent sous forme de petits cônes.

C'est également un diurétique et un sudorifique.

Il est aussi vermifuge.

On l'emploie également comme tonique dans les cas d'affaiblissement et d'anémie. Il est encore digestif.

L'infusion de houblon est légèrement laxative et se prépare dans les proportions suivantes : 10 gr. de fleurs sèches de houblon pour un litre d'eau.

HYSOPE

L'hysope est une plante qui croît spontanément en France dans la région méditerranéenne. On la cultive également dans les jardins d'agrément.

Ses fleurs sont bleues. Son odeur est aromatique et

rappelle celle du camphre. Sa saveur est très amère.
On utilise les feuilles et les fleurs.
Ses propriétés sont stimulantes et pectorales.
On l'emploie beaucoup dans les cas de catarrhes des bronches et dans les toux chroniques.
On fait l'infusion avec 20 gr. de feuilles ou de fleurs sèches par litre d'eau.

HOUX

Le houx est un arbuste qui croît dans toute la France. On le rencontre dans les haies et dans les bois.
On utilise ses feuilles qu'on emploie fraîches de préférence puisqu'on peut les cueillir à toute époque de l'année.
On l'emploie contre les rhumatismes et pour guérir les fièvres intermittentes.
On fait l'infusion avec 30 gr. de feuilles par litre d'eau.

HELIOTROPE

L'héliotrope est une plante qui pousse dans tous les pays chauds et dans la région méditerranéenne.
On utilise ses feuilles.
Elle guérit les ulcères scrofuleux et apaise les douleurs de la goutte et de la migraine.
On fait bouillir des feuilles d'héliotrope et on les applique le plus chaud possible.
Pour exciter les règles, on prend de l'infusion faite avec 15 gr. de feuilles par litre d'eau.

HETRE

Le hêtre est un arbre qui se plaît beaucoup en France et particulièrement en Normandie.
On utilise ses feuilles et ses fruits.
Les feuilles sont rafraîchissantes et émollientes. On l'utilise pour guérir les enrouements. On le prend sous forme de gargarismes.
On mange les fruits après leur avoir ôté leur enveloppe. Ils sont huileux et bons pour les calculs.

HEPATIQUE

L'hépatique des bois est une plante qui recherche les endroits humides et qui pousse sur les troncs des base. Les feuilles sont blanches en dessous. Elles sont dures et sèches.
On la prend sous la forme d'infusion pour calmer la toux, les crises d'asthme et les bronchites.
Appliquées cuites sur les plaies, les feuilles d'hépatique arrêtent les hémorragies.
L'hépatique que l'on cultive dans les jardins passe pour guérir les maladies de foie.

IMPERATOIRE

L'impératoire est une plante que l'on trouve à l'état sauvage dans les Alpes et quelquefois dans les Vosges.
Son odeur ressemble à celle de l'angélique.

Sa saveur est aromatique, un peu âcre.
On utilise la racine que l'on emploie fraîche.
On fait la récolte durant l'hiver.
L'infusion de racine chasse les gaz des intestins.
On l'emploie dans les coliques.
L'infusion se fait à raison de 20 gr. de racines fraîches par litre d'eau.

IRIS

L'iris est une plante à rhizome que l'on rencontre au bord des ruisseaux, à l'état sauvage et que l'on cultive communément pour le coloris de ses fleurs et le peu d'entretien qu'il exige.

On utilise le rhizome que l'on récolte en septembre ou octobre. On l'épluche et on le fait sécher au soleil.

C'est un purgatif et un diurétique.

Il a également des propriétés expectorantes.

On l'emploie sous forme de poudre (la racine séchée réduite en poudre fine) à raison de 20 à 30 centigrammes.

JALAP

Le jalap est une plante qui croît au Mexique ; elle ressemble au liseron.

On utilise la racine que l'on trouve dans le commerce entière ou coupée en morceaux.

Le jalap est insipide.

Il est employé comme purgatif, dans les cas de congestion du cerveau, d'hémorragie cérébrale, d'inflammation des voies respiratoires.

On l'emploie contre les vers intestinaux. Comme il peut provoquer de la gastro-entérite, il est conseillé de ne s'en servir qu'en cas d'extrême nécessité.

On emploie la poudre à doses minimes variant de 5 centigrammes à 30 centigrammes, suivant l'âge du sujet.

JUSQUIAME

La jusquiame est une plante qui croît communément en France sur le bord des chemins.

On utilise les feuilles.

Elles ont une odeur désagréable et forte ; leur saveur est âcre et amère.

Ses indications sont celles de la belladone.

On la prescrit pour les tremblements séniles et, plus particulièrement, dans les cas d'épilepsie, de délire alcoolique et de mélancolie anxieuse.

On prend la jusquiame sous forme d'infusion à raison de 5 gr. de feuilles sèches par litre d'eau.

JASMIN

Le jasmin est une plante que l'on cultive en France, dans les jardins pour l'odeur et la beauté de ses fleurs.

On utilise les fleurs sous forme d'infusion.

Elle est apéritive et digestive.

On fait l'infusion avec 30 gr. de fleurs sèches par litre d'eau.

LAURIER COMMUN

Le laurier commun est celui dont se servent les ménagères sous le nom de laurier sauce.

Il a une odeur aromatique et une saveur un peu âcre.

On le cultive en France dans les endroits abrités.

On utilise les feuilles et les fruits.

Les feuilles, en infusion, sont digestives et carminatives. Elles sont diurétiques et sudorifiques.

Les fruits sont surtout employés pour l'huile qu'ils contiennent. On emploie les fruits sous forme de cataplasmes pour guérir les foulures.

Ecraser dans un mortier les fruits de laurier et réduisez en pâte que vous rendrez aussi homogène que possible.

Appliquez sur la foulure et laissez 5 à 6 heures ; après quoi vous changerez le cataplasme.

L'infusion se fait avec 15 gr. de feuilles sèches par litre d'eau.

LAURIER CERISE

Le laurier-cerise est un arbre que l'on cultive en France comme arbre d'ornement.

On utilise les feuilles.

Froissées entre les doigts, les feuilles dégagent une odeur d'amandes amères.

L'eau distillée de laurier cerise qui est la seule façon de prendre et d'absorber le laurier, contient de l'acide cyanhydrique.

L'eau distillée de laurier est calmante et bonne contre la douleur ; on l'emploie en compresses sur les démangeaisons et les brûlures.

L'eau distillée de laurier a une action sédative dans les vomissements, la coqueluche et la toux.

On s'en sert également en compresses appliquées sur le front pour guérir les névralgies.

On fait l'eau distillée en distillant de l'eau avec des feuilles de laurier cerise à raison de 100 grammes de feuilles de laurier pour 400 grammes d'eau.

LAURIER ROSE

Le laurier rose est un arbre qui croît spontanément dans le midi de la France et que l'on cultive en Bretagne dans les régions tempérées par le gulf stream et les endroits abrités.

Le laurier rose est un tonique du cœur ; il n'y a pas de danger d'accoutumance au d'accumulation.

Malheureusement, les doses d'extrait hydro alcoolique sont de un ou deux centigrammes et ne peuvent être données en pilules que par un pharmacien.

LAVANDE

La lavande est une plante qui pousse en France dans la région méditerranéenne et qui réclame du soleil.

Elle est fortement aromatique et on la cultive pour son parfum.

Ses fleurs sont bleues, en épis. Ses feuilles sont grises en dessous.

On utilise les fleurs.

On emploie la lavande lors d'un mauvais fonctionnement des voies digestives, dans les cas de catarrhes stomacales et gastro-intestinales.

C'est également un vulnéraire que l'on utilise en compresses pour guérir plaies ou blessures.

Pour l'usage interne, faire l'infusion avec 10 gr. de fleurs sèches pour un litre d'eau.

Pour l'usage externe, faire l'infusion avec 25 gr. de fleurs sèches par litre d'eau.

LICHEN D'ISLANDE

Le lichen d'Islande est un lichen que l'on rencontre fréquemment dans les montagnes de France.

Il a une forte odeur de varech. Sa saveur est amère.

On utilise toute la plante.

Pour faire disparaître l'amertume de la plante on la fait macérer dans de l'eau.

C'est un tonique et un fébrifuge, lorsqu'on emploie la plante sans vouloir lui retirer son principe amer. En ce cas, on le prend sous forme d'infusion à raison de 10 gr. de lichen d'Islande par litre d'eau.

Quand on l'emploie, après lui avoir retiré son amertume, il est adoucissant et efficace contre les toux chroniques, les bronchites, les trachéites et autres affections des voies respiratoires.

Dans ce cas, on le lave, on le fait infuser plusieurs fois de suite, en renouvelant l'eau à chaque fois ; puis on le fait bouillir à petit feu durant une heure à une heure et demie. A ce moment, il ne contient plus de principes amers.

LIERRE COMMUN

Le lierre commun est une plante grimpante que l'on trouve à l'état sauvage un peu partout en France. Il tapisse les troncs d'arbres et les murs.

On utilise ses baies.

C'est un purgatif énergique.

On le prend sous forme d'infusion à raison de 10 gr. de baies sèches par litre d'eau.

LIERRE TERRESTRE

Le lierre terrestre est une plante très commune en France et qui affectionne les terres meubles. Ses fleurs sont bleues.

On utilise la tige fleurie.

Son odeur est faible, sa saveur légèrement aromatique.

On l'emploie contre les maladies des bronches, contre le scorbut et contre les maladies de la vessie.

Appliquées cuites en cataplasmes, les tiges fleuries sont vulnéraires.

L'infusion se fait avec 15 gr. de tiges sèches par litre d'eau.

LYCOPODE

Le lycopode est encore appelé mousse terrestre. Il porte des épis d'où s'échappe une fine poudre jaune. Cette poudre est inodore et insipide.

On s'en sert pour les touts petits, pour isoler les gerçures et toutes excoriations. La poudre sert d'isolant et de desséchant.

On s'en sert sous forme de poudre. On peut y ajouter un peu de poudre de zinc à raison de 10 gr. de poudre de zinc pour 100 gr. de poudre de lycopode.

LIN

Le lin est une plante qui se cultive communément en France pour les industries textiles.

En thérapeutique, on utilise ses graines.

La graine de lin est purgative, sous forme d'infusion.

Elle est émolliente, appliquée sur les furoncles, les panaris, les anthrax et les abcès, sous forme de cataplasme de farine de lin.

Pour calmer les points de côté, les douleurs intestinales, pour guérir les bronchites, les trachéites et autres affections des voies respiratoires, on applique également des cataplasmes de farine de lin.

L'infusion de graine de lin est adoucissante dans les cas d'inflammation de l'estomac et des intestins.

L'infusion se fait avec 15 gr. de graine de lin par litre d'eau.

LIS

Le lis est une plante que l'on cultive en France dans les jardins pour la beauté de sa hampe florale.

On utilise les fleurs fraîches que l'on fait infuser dans de l'alcool et qui servent à guérir les plaies et les contusions.

LISERON

Le liseron est une plante rampante et grimpante qui pousse un peu partout à l'état sauvage.

Ses fleurs sont blanches ou roses.

On utilise ses fleurs.

Ses propriétés sont purgatives ; on prend le liseron sous forme d'infusion.

On fait l'infusion avec 15 gr. de fleurs sèches par litre d'eau.

LUPIN

Le lupin est une légumineuse que l'on cultive qelquefois dans les jardins pour le coloris de ses fleurs.

En thérapeutique, on utilise ses graines.

On emploie l'infusion de graines de lupin en compresses pour guérir la gale.

On utilise également l'infusion contre les vers intestinaux.

L'infusion pour boire, se fait avec 15 gr. de graines sèches par litre d'eau.

Pour appliquer en compresses, on fait l'infusion avec 30 gr. de graines sèches par litre d'eau.

MAIS

Le maïs est une plante haute de deux mètres environ, que l'on cultive en France dans toutes nos campagnes.

On utilise les graines et les stigmates ou styles des fleurs. Les stigmates sont diurétiques et émollients. On les emploie dans les cas de cystites et néphrites.

Ils passent pour calmer la douleur dans les coliques néphrétiques.

L'infusion se fait avec 20 gr. de stigmates par litre d'eau.

Les graines de maïs sont nourrissantes ; on les prescrit aux anémiés, aux chlorotiques et aux tuberculeux.

MAUVE

La mauve est une plante qui croît en France spontanément dans les lieux incultes et sur le bord des chemins.

On la cultive également dans le nord de la France pour les herboristeries.

On utilise les feuilles et les fleurs.

Les fleurs sont violettes ou roses violacées. Elles prennent naissance sur la tige aux mêmes endroits que les feuilles.

Les propriétés des fleurs et des feuilles sont émollientes et légèrement laxatives.

Elles ont également des propriétés pectorales et on utilise souvent la décoction contre les irritations de la gorge.

La décoction se fait à raison de 10 gr. de fleurs ou de feuilles sèches par litre d'eau.

L'infusion se fait à raison de 15 gr. de fleurs ou de feuilles sèches par litre d'eau.

MELISSE

La mélisse est une plante que l'on cultive en France dans les jardins. Ses fleurs sont blanches ou rosées.

On utilise la tige fleurie.

Ses propriétés sont antispasmodiques et stimulantes.

On la prescrit fréquemment dans les cas de vertiges, syncopes, migraines, indigestions, etc...

L'infusion se fait avec 10 gr. de mélisse sèche par litre d'eau.

L'eau de mélisse se trouve dans le commerce sous le nom de mélisse des carmes.

MENTHE

La menthe est une plante qui croît à l'état sauvage. Son odeur est très caractéristique.

Sa saveur est piquante.

On utilise les feuilles et les fleurs.

La menthe a des propriétés eupeptiques ; elle stimule les fonctions digestives.

Elle est carminative ; on l'emploie comme telle dans les coliques.

Elle supprime la douleur dans les gastralgies et les entéralgies.

C'est un antispasmodique que l'on utilise contre les vomissements de toutes sortes.

On fait l'infusion avec 10 gr. de menthe sèche par litre d'eau.

On utilise également l'essence de menthe que l'on trouve dans le commerce.

MENYANTHE

La ményanthe est une plante qui croît dans les marécages et autres endroits humides. On l'appelle aussi trèfle d'eau, parce que sa feuille rappelle celle du trèfle.

Son odeur est nulle, mais sa saveur est amère.

On utilise les feuilles.

La ményanthe est très employée contre les rhumatismes.

C'est aussi un emménagogue et un fébrifuge.

L'infusion se fait à raison de 20 gr. de feuilles sèches par litre d'eau.

MERCURIALE

La mercuriale est une plante qui croît spontanément en France dans les terres meubles et cultivées.

Son odeur est désagréable, très spéciale ; sa saveur est amère et salée.

On utilise la tige fleurie.

La mercuriale est un purgatif que les nourrices emploient fréquemment pour arrêter la sécrétion du lait.

On fait l'infusion avec 50 gr. de mercuriale sèche par litre d'eau.

La mercuriale est diurétique, en infusion, à la dose de 25 gr. de tige sèche par litre d'eau.

MILLEFEUILLE

La millefeuille est une plante sauvage qui pousse sur le bord des chemins et le long des fossés. Ses fleurs sont blanches ou roses ; leur odeur est aromatique ; leur saveur est amère.

On utilise les fleurs.

Les propriétés de la millefeuille sont nombreuses.

Elle est hémostatique, antispasmodique et stomachique.

On lui attribue la vertu d'arrêter le flux hémorroïdal.

Elle passe pour guérir les enfants de l'incontinence d'urine nocturne.

On fait l'infusion à raison de 20 gr. de fleurs sèches par litre d'eau.

MILLEPERTUIS

Le millepertuis est une petite plante qui pousse sur le bord des chemins et des fossés. On l'appelle aussi herbe de la Saint Jean. Ses fleurs sont jaunes d'or.

L'odeur du millepertuis est balsamique ; sa saveur aromatique est amère.

On lui attribuait des propriétés stomachiques, antiseptiques, antispasmodiques ; on l'employait contre les catarrhes.

Aujourd'hui, elle ne sert plus que pour cicatriser les coupures.

On fait l'infusion qui sert aux compresses avec 20 gr. de millepertuis par litre d'eau.

MORELLE

La morelle est une plante sauvage que l'on rencontre communément en France dans les endroits incultes aussi bien que dans les jardins.

Ses feuilles sont ovales, vert foncé ; elles ont une odeur désagréable. Ses fleurs sont blanches. Ses fruits sont de petites baies noires.

On utilise les feuilles que l'on récolte au moment de la floraison.

La morelle calme la douleur. On l'emploie en cataplasmes ou en injections vaginales.

On fait une décoction à raison de 50 gr. de feuilles sèches par litre d'eau.

MOUSSE DE CORSE

La mousse de Corse comprend plusieurs espèces d'algues marines que l'on récolte sur les côtes de Corse et de Provence.

Ses propriétés sont vermifuges. On l'emploie surtout pour les jeunes enfants.

On peut donner du sirop ou de la décoction.

Le sirop se fait avec 100 gr. de mousse de corse et de l'eau bouillante ; laissez infuser pendant huit heures. Filtrez. Ajoutez 500 gr. de sucre.

Donner 50 gr. de ce sirop chaque fois.

La décoction se fait avec de l'eau ou avec du lait.

On prend 10 gr. de mousse de corse et on verse dessus 100 gr. de lait bouillant. On sucre à volonté et on donne le matin à jeun.

MUGUET

Le muguet est une plante bien connue qui pousse à l'état sauvage dans les bois.

Sa hampe florale est garnie de jolies clochettes blanches.

On utilise ses feuilles et ses fleurs. On fait la récolte au moment de la floraison.

On emploie le muguet dans les cas de palpitations, d'arythmie, c'est-à-dire de contractions cardiaques irrégulières ; dans les cas d'insuffisance de la valvule mitrale, de dilatation du cœur pour apaiser les battements artériels.

C'est également un excellent diurétique.

On l'emploie sous forme d'infusion à raison de 20 gr. de feuilles et de fleurs sèches par litre d'eau ; ne pas faire infuser plus de dix minutes. Sucrer à volonté.

MUSCADE

La muscade est le fruit du muscadier ; on la trouve dans le commerce sous le nom de muscade ou noix muscade. Elle est très aromatique.

Ses propriétés sont digestives.

On l'emploie en poudre à la dose de 1 à 2 gr.

NARCISSE DES PRES

Le narcisse des prés appelé encore coucou ou jonquille, pousse spontanément en France dans les bois. C'est une plante à bulbe visqueux. Ses feuilles sont longues ; ses fleurs grandes et d'un beau jaune.

On utilise les bulbes et les fleurs.

C'est un antispasmodique ; on l'emploie comme tel dans les coqueluches, l'asthme et toutes les maladies de nature spasmodique. On l'emploie sous forme d'infusion à raison de 15 gr. par litre d'eau.

NOYER

Le noyer est un arbre qui pousse communément en France. Ses feuilles sont aromatiques, de saveur âcre ; froissées entre les doigts, elles teintent ceux-ci en brun.

On utilise les fruits, l'écorce et les feuilles.

Ses propriétés sont tonifiantes et digestives.

On utilise la feuille pour les tuberculeux. La décoction de feuilles guérit les engelures. On utilise également la décoction contre le scrofule.

On fait l'infusion avec 30 gr. de feuilles sèches par litre d'eau.

OIGNON

L'oignon est un bulbe qui sert, en cuisine, aux assaisonnements.

On mange l'oignon cru qui guérit les rétentions d'urine et soulage les voies respiratoires.

On déconseille l'oignon aux personnes ayant des maladies de peau.

OLIVE

L'olive est le fruit d'une oléacée dont on fait la culture en France dans la région méditerranéenne.

En thérapeutique, on utilise l'huile d'olive que l'on trouve dans le commerce.

Ses propriétés sont cholalogues et purgatives.

On l'emploie contre les coliques hépatiques ; quand on prévoit la crise, il faut prendre très tard le soir, et le plus à jeun possible, 50 gr. d'huile d'olive. Pendant la crise, prendre la valeur d'un verre à vin d'huile d'olive.

Dans les coliques néphrétiques, on prescrit l'huile d'olive en lavements.

Dans les cas de constipation, on prescrit une cuillerée à soupe d'huile le matin à jeun.

On peut également faire des lavements d'huile le soir.

Pour les lavements, 300 à 500 gr. d'huile suffisent. On doit tiédir l'huile préalablement au bain-marie.

ORIGAN

L'origan est une plante vivace qui croît en France dans les bois.

On utilise sa fleur qui est blanche ou pourpre. Son odeur est aromatique, sa saveur est amère.

En infusion, l'origan est un stimulant ; on fait l'infusion à raison de 15 gr. de fleurs séchées par litre d'eau.

Appliquées cuites et chaudes sur les douleurs rhumatismales, elles les calment et suppriment la douleur.

ORTIE

L'ortie est une plante qui pousse partout, dans les terres incultes, sur le bord des chemins, etc...

Frottée sur la peau, elle produit une douloureuse sensation de brûlure.

On utilise l'ortie pour guérir les rhumatismes, les lumbagos et la sciatique.

On doit frotter les endroits malades avec des orties. Le venin des orties guérit ces maladies.

ORANGER

L'oranger est un arbre que l'on a acclimaté dans le midi de la France.

On utilise les feuilles qui ont une odeur aromatique et une saveur amère, les fleurs qui sont blanches et ont une odeur suave et l'écorce qui est amère.

L'orange a des propriétés antispasmodiques et carminatives.

On emploie communément l'oranger dans le traitement des gastralgies, des hoquets et des toux bronchiteuses.

L'oranger passe pour guérir les palpitations.

L'écorce d'orange est dépurative.

Le jus d'orange se donne au malade pendant les fièvres ; on le coupe d'eau par moitié et on sucre. C'est une boisson très rafraîchissante.

On utilise les feuilles d'oranger, sous forme d'infusion, à raison de 15 gr. de feuilles séchées par litre d'eau.

On utilise les fleurs et l'écorce en infusion à raison de 10 gr. de fleurs ou d'écorces sèches par litre d'eau.

ORGE

L'orge est une plante que l'on cultive un peu partout en France dans les champs.

Ses propriétés sont émollientes. On l'emploie comme telle dans les angines et quelquefois contre la diarrhée.

Pour les angines, on fait une décoction qui sert de gargarisme.

Contre la diarrhée, on utilise la tisane suivante : faites bouillir 10 gr. d'orge perlé dans trois quarts de litre d'eau et réduisez par ébullition à un demi litre. Filtrez. Buvez.

ORTIE BLANCHE

L'ortie blanche se reconnaît à ceci que ses feuilles ne piquent pas ; elles sont aussi d'un vert plus clair que celles de l'ortie commune. Ses fleurs sont blanches.

En thérapeutique, on utilise ses fleurs.

On les emploie fraîches de préférence ; néanmoins, si on veut les garder, on peut les sécher. Il faudra les cueillir au début de la floraison.

L'ortie blanche est astringente.

On la prend sous forme d'infusion à raison de 20 gr. de fleurs par litre d'eau.

OSEILLE

L'oseille est une plante que l'on cultive dans tous les jardins. Elle est acide.

On utilise les feuilles et la racine.

Les feuilles sont antiscorbutiques, mais il ne faut pas en abuser, car elles pourraient déterminer de la gravelle.

Les racines sont diurétiques.

On fait l'infusion avec 50 gr. de feuilles ou de racines par litre d'eau.

PAVOT

Le pavot est une plante acclimatée en France et que l'on cultive fréquemment dans les jardins.

En thérapeutique, on utilise ses fleurs et ses capsules.

On utilise les capsules après les avoir vidées de leurs graines.

Les propriétés du pavot sont calmantes et sédatives.

On l'emploie pour calmer les enfants nerveux et les douleurs. On l'utilise avec succès dans la diarrhée et les coliques.

On fait la décoction à raison de 5 à 50 gr. par litre d'eau, suivant l'âge du malade.

PERSIL

Le persil est une ombellifère que l'on utilise dans tous les jardins potagers.

On utilise les feuilles et la racine.

Le persil est un agent régénérateur des troubles menstruels.

Dans le cas d'absence des règles, d'irrégularités ou de douleurs, prendre un verre à bordeaux d'infusion de persil avant les repas de midi et du soir, trois jours avant la date probable des règles et continuer les deux premiers jours de celles-ci.

C'est également un diurétique et un fébrifuge.

L'infusion se fait avec 20 gr. de racines sèches ou 2 gr. de poudre de feuilles par litre d'eau.

PISSENLIT

Le pissenlit est une plante qui pousse à l'état sauvage dans tous les champs. Sa saveur est amère. Ses fleurs sont d'un beau jaune.

On utilise les feuilles.

Ses propriétés sont toniques, dépuratives et stomachiques.

On les emploie avec succès comme diurétique et dépuratif dans les maladies du foie, de la rate et dans les maladies de la peau.

On peut manger le pissenlit cru, en salade, ou cuit, au goût de chacun.

On peut également le prendre sous forme d'infusion à raison de 10 gr. de feuilles par litre d'eau.

PLANTAIN

Il existe deux sortes de plantain : le plantain à feuilles larges, presques rondes et le plantain à feuilles longues dit oreilles de lapin. Le plantain affectionne le bord des chemins et les endroits poussiéreux.

Le plantain arrête les hémorragies des blessures. Il suffit d'appliquer des feuilles de plantain sur la blessure ; l'hémorragie s'arrête en une minute.

Il ne faut pas laver les feuilles, il faut les nettoyer à sec.

PERVENCHE

La pervenche est une jolie plante qui pousse dans les bois ou au pied des haies. Elle a de très jolies fleurs bleues.

On utilise les feuilles et les fleurs.

Ses propriétés sont vulnéraires.

On l'emploie sous forme d'infusion à raison de 20 gr. de feuilles ou de fleurs sèches par litre d'eau.

PENSEE SAUVAGE

La pensée sauvage est une plante qui croît spontanément dans les terres meubles. La fleur est petite et mauve avec un cœur jaune.

On utilise les feuilles et les fleurs.

On l'emploie pour soigner les dartres, sous forme d'infusion à raison de 10 gr. de plante sèche par litre d'eau.

PARIETAIRE

La pariétaire, encore appelée perce-muraille, croît spontanément en France.

On utilise la plante toute entière.

On l'emploie sous forme d'infusion pour ses propriétés diurétiques et émollientes.

On fait l'infusion avec 10 gr. de pariétaire séchée par litre d'eau.

PATIENCE

La patience, encore appelée rhubarbe sauvage, est une plante qui pousse à l'état sauvage dans les lieux humides.

On utilise sa graine.

Ses propriétés sont laxatives et dépuratives. On s'en sert pour guérir les dartres et la gale.

D'une part, on absorbe de l'infusion de racines et d'autre part, on applique sur les endroits malades des compresses d'infusion de racine.

L'infusion pour boire se fait avec 20 gr. de racines sèches par litre d'eau.

L'infusion pour faire des applications avec 30 gr. de racines sèches par litre d'eau.

PIED DE CHAT

Le pied de chat est une petite plante duveteuse dont les tiges rampent sur la terre. Sa fleur épanouie rappelle le pied du chat. C'est une plante qui croît spontanément dans les endroits secs.

On utilise ses fleurs.

Ses propriétés sont pectorales, adoucissantes et vulnéraires.

On fait l'infusion avec 20 gr. de fleurs séchées par litre d'eau.

PIMPRENELLE

La pimprenelle est une plante qui croît spontanément en France dans les montagnes.

On utilise ses feuilles.

Ses propriétés sont astringentes et diurétiques.

C'est également un hémostatique quand on applique sur la blessure des feuilles fraîches pilées.

C'est aussi un vulnéraire.

On l'utilise sous forme d'infusion à raison de 10 gr. de feuilles sèches par litre d'eau.

POIREAU

Le poireau est une plante que l'on cultive dans tous les jardins potagers.

Le poireau est le remède par excellence dans les maladies de la vessie et des reins : cystites, néphrites, rétentions d'urine, etc...

C'est un diurétique puissant.

On le prend sans sel sous forme de bouillon concentré.

POMME

La pomme, très commune en France et particulièrement en Normandie, jouit d'une grande réputation.

Mangée le matin à jeun, la pomme guérit les constipations chroniques.

Elle passe pour guérir les rhumatismes, prise de la même façon.

PRIMEVERE

La primevère est une plante qui pousse et fleurit au printemps dans les bois et les prés.

On utilise ses racines et ses fleurs.

Ses propriétés sont astringentes et antispasmodiques. On s'en sert dans le cas de diarrhées et de coliques.

On prend la primevère sous forme d'infusion à raison de 10 gr. de racines ou de fleurs sèches par litre d'eau.

PIVOINE

La pivoine est une belle plante que l'on cultive dans les jardins pour la beauté de ses fleurs.

On utilise sa racine et ses fleurs.

La pivoine est souveraine dans les cas d'épilepsie et d'hystérie.

Elle guérit les convulsions.

On prend la pivoine sous forme de poudre à raison de 1 à 2 gr. de poudre de racines ou de fleurs.

PIMENT DES JARDINS

Le piment est un arbuste ne mesurant pas plus d'un mètre de haut. On l'a acclimaté dans le midi de la France.

On utilise ses fruits.

C'est un révulsif. On l'emploie en applications sur les douleurs rhumatismales et sur les lumbagos.

RAIFORT

Le raifort est une plante qui pousse parfois à l'état sauvage dans les prairies humides et dont on fait la culture en France.

On utilise sa racine qui est très aromatique. Cette racine est cylindrique, jaune et longue de 30 à 50 centimètres.

Le raifort est un antiscorbutique puissant.

Il est utile contre la goutte. C'est aussi un excellent diurétique.

On l'emploie sous forme d'infusion à raison de 20 gr. de racine râpée ou concassée par litre d'eau.

On peut également faire l'infusion dans du vin.

RHUBARBE

La rhubarbe est une plante à très larges feuilles, très connue en France où on la cultive dans presque tous les jardins.

La thérapeutique utilise ses rhizomes.

Les propriétés de la rhubarbe dépendent de la dose que l'on prend.

On utilise la poudre.

A faible dose, c'est-à-dire 5 centigrammes, on l'utilise dans les cas de dyspepsie. Elle rend d'utiles services dans les cas de catarrhes intestinaux.

A dose plus forte, c'est-à-dire 3 à 4 gr., il est purgatif et cholalogue. C'est un purgatif doux.

On donne la poudre dans un liquide.

ROMARIN

Le romarin est une plante qui pousse en France dans la région méditerranéenne.

Son odeur et sa saveur sont aromatiques.

On utilise les fleurs ; celles-ci sont blanches avec des taches violettes.

Ses propriétés sont stimulantes et emménagogues.

On l'emploie sous forme d'infusion à raison de 15 gr. de fleurs sèches par litre d'eau.

ROSE PALE

Les roses pâles ont des pétales plus larges que longs. Leur incarnat est rose très pur. Leur odeur est prononcée et agréable. C'est un laxatif doux.

On emploie souvent le sirop de roses pour cacher le goût de quelque mauvais médicament. Les enfants l'apprécient beaucoup.

On fait le sirop de la façon suivante :

Mettez dans une casserole sur le feu deux litres et demi d'eau et 100 gr. de pétales de roses. Faites bouillir. Retirez du feu au premier bouillon et laissez infuser huit à dix heures. Filtrez à travers un linge et pressez avec les mains pour exprimer tout le jus. Remettez sur le feu et ajoutez un kilog de sucre en poudre. Faites bouillir. Retirez du feu ; mettez un zeste de citron que vous ôterez quand le sirop sera froid.

On donne le sirop à raison d'une ou de deux cuillerées à soupe pour faire avaler un médicament de goût désagréable.

ROSE ROUGE

La rose rouge ou rose de Provins, est cultivée dans presque tous les jardins pour sa beauté.

On utilise les fleurs que l'on récolte au moment où les boutons commencent à s'épanouir.

On emploie l'infusion de roses rouges comme gargarisme. Elle est astringente. On s'en sert en lotions ou en injections.

L'infusion se fait à raison de 10 gr. de pétales pour un litre d'eau.

RONCE

La ronce est une plante sauvage et envahissante qui croît dans les bois et les lieux incultes.

On utilise ses feuilles et ses fleurs en boutons. Leur couleur est blanc rosé.

L'infusion de boutons est très bonne pour toutes les plaies et ulcères de la bouche et de la gorge.

C'est un diurétique et un astringent que l'on emploie contre la diarrhée.

Les feuilles pilées et appliquées marc et jus sur les tumeurs : panaris, furoncles, anthrax, les font mûrir promptement.

L'infusion de boutons de ronce se fait à raison de 20 gr. de boutons par litre d'eau.

RUE

La rue est une plante qui croît spontanément en France dans la région méditerranéenne ; on la cultive dans les autres régions.

Ses feuilles sont vert glauque ; ses fleurs sont jaunes. Son odeur est forte, fétide et très désagréable. Sa saveur est amère.

On utilise les fleurs et les feuilles.

C'est un stimulant.

On l'utilise dans les dysménorrhées comme emménagogue.

On l'utilise également pour arrêter les pertes menstruelles exagérées, ce qui peut se produire chez les femmes anémiques et surmenées.

On l'emploie sous forme d'infusion à la dose de 5 gr. par litre d'eau.

SABINE

La sabine est un conifère ; c'est un arbuste qui pousse spontanément dans les Pyrénées et les Alpes.

On la cultive dans les jardins.

Froissée entre les doigts, son odeur est agréable. Sa saveur ressemble à celle de la térébenthine.

On utilise les jeunes branches.

Il faut l'employer à faibles doses.

C'est un emménagogue et un antihémorragique.

Ses indications sont les mêmes que celles de la rue.

L'infusion se fait avec 2 ou 3 gr. de sabine par litre d'eau.

SALSEPAREILLE

La salsepareille est une racine qui nous vient d'Amérique. On en trouve plusieurs sortes dans le commerce.

C'est un excellent dépuratif.

Elle passe pour guérir le rhumatisme chronique.

On l'utilise comme dépuratif dans les maladies de peau.

L'infusion de salsepareille se fait à raison de 50 gr. de racine concassée par litre d'eau.

SAFRAN

Le safran ou crocus est une plante bulbeuse. Ses fleurs sont violettes. On le cultive en France dans le Gâtinais.

On utilise les stigmates que l'on doit sécher rapidement.

On l'emploie pour réveiller et tonifier le système nerveux dans les cas de prostration nerveuse.

On l'emploie également contre les insomnies provenant d'excitation cérébrale.

On l'emploie, dans certains cas, comme emménagogue.

C'est aussi un antispasmodique.

L'infusion se fait à raison de 10 gr. de safran par litre d'eau.

SAUGE

La sauge est une plante que l'on cultive fréquemment dans les jardins d'agrément.

Son odeur est aromatique ; sa saveur est amère.

On utilise l'infusion de sauge comme gargarisme dans les angines, en compresses sur les plaies qui suppurent, en injections contre les pertes blanches.

C'est un tonique et un stimulant.

On utilise l'infusion de sauge à raison de 50 gr. par litre d'eau.

SAPONAIRE

La saponaire est une plante commune en France ;

elle croît spontanément dans les prés et dans les bois. Ses fleurs sont roses. Sa tige est jaune.

On utilise les feuilles et les racines.

Les feuilles ont des propriétés sudorifiques.

Les racines sont toniques et dépuratives. On les emploie comme dépuratif dans les maladies de peau et comme tonique contre le scrofule.

La saponaire se prend sous forme d'infusion à raison de 20 gr. de feuilles ou de racines sèches par litre d'eau.

SCILLE

La scille est une plante bulbeuse que l'on rencontre dans le midi de la France et sur les côtes de l'Atlantique.

On utilise le bulbe.

On l'emploie dans les cas de néphrite.

C'est un éliminateur d'urée.

Son emploi est dangereux.

On donne la scille sous forme de teinture.

Faites macérer 50 gr. de scille finement pulvérisée dans 250 gr. d'alcool à 60°. Laissez macérer dix à douze jours et filtrez.

On donne un à trois grammes dans une potion.

SCOLOPENDRE

La scolopendre est une fougère qui croît spontanément dans les endroits humides.

Sa saveur est douce. On utilise les feuilles.

La scolopendre est astringente.

On la prend sous forme d'infusion à raison de 20 gr. par litre d'eau.

SERPOLET

Le serpolet est le thym sauvage. Il croît spontanément dans les endroits où il ne pousse rien.

Son odeur est agréable et tenace.

On utilise ses fleurs.

On l'emploie en cuisine comme assaisonnement.

Ses propriétés sont antispasmodiques ; on l'emploie contre la grippe et la coqueluche.

On l'emploie sous forme d'infusion à raison de 10 gr. de serpolet séché par litre d'eau.

SUREAU

Le sureau est un arbre qui pousse communément en France dans les haies.

Les fleurs de sureau sont nombreuses, blanches. Leur odeur est forte et désagréable.

On utilise les fleurs.

Ses propriétés sont diurétiques, émollientes et sudorifiques.

C'est un calmant que l'on utilise en bains et en compresses.

L'infusion se fait à raison de 5 gr. de fleurs sèches par litre d'eau.

SCROFULAIRE

La scrofulaire ou herbe aux écrouelles pousse dans les bois à l'état sauvage.

On utilise l'herbe.

Ses propriétés sont fébrifuges. On l'emploie contre les fièvres intermittentes.

On l'utilise aussi contre le scrofule.

Pilée fraîche et appliquée, elle guérit les tumeurs et les ulcères de nature scrofuleuse.

On fait l'infusion à raison de 20 gr. de scrofulaire séchée par litre d'eau.

SCABIEUSE

La scabieuse que l'on appelle parfois mort du diable, est une plante qui pousse à l'état sauvage dans les prés.

On utilise la plante entière y compris la racine.

On l'emploie en infusion, à l'intérieur, contre les maladies de peau : dartres, gale, etc...

Fraîche, on peut faire des applications d'herbe pilée.

On peut aussi faire des compresses d'infusion.

L'infusion se fait à raison de 20 gr. de plante sèche par litre d'eau.

SAULE OSIER

Le saule osier est un arbuste qui pousse au bord des rivières et dans tous les endroits humides.

On utilise son écorce que l'on réduit, une fois sèche, en poudre fine.

C'est un astringent que l'on emploie dans les diarrhées.

C'est aussi un fébrifuge.

On utilise la poudre à raison de 8 à 10 gr. par jour.

TAMARIN

Le tamarin est le fruit du tamarinier qui pousse aux Antilles.

Le tamarin tel qu'il est vendu dans le commerce en France, se présente sous la forme de blocs rougeâtres et noirâtres. Employé dans le cas de constipation habituelle, le tamarin s'avère efficace et ne détermine pas de coliques.

L'infusion se prépare dans la proportion de 20 gr. de tamarin par litre d'eau.

Boire un verre à Bordeaux le matin à jeun.

TILLEUL

Le tilleul est un grand arbre très connu dans toute la France. C'est un arbre que l'on emploie souvent dans les jardins publics pour la beauté de son feuillage et le parfum de ses fleurs.

On utilise ses fleurs.

Ses propriétés sont émollientes, calmantes, antispasmodiques et favorisent le sommeil.

C'est également un stomachique que l'on emploie en infusion contre les indigestions.

On donne également des bains à raison de 10 gr. de fleurs séchées par litre d'eau.

Pour les bains, on fait infuser 500 gr. de fleurs séchées dans 5 litres d'eau que l'on verse dans le bain.

THYM

Le thym est une plante qui croît spontanément en France dans la région méditerranéenne et que l'on cultive dans tous les jardins. C'est une plante très aromatique qui sert de condiment.

On utilise la tige fleurie.

On emploie le thym contre la goutte et le rhumatisme articulaire.

On le prescrit également contre les névralgies.

C'est un tonique général que l'on recommande aux chlorotiques.

On prend le thym sous forme d'infusion à raison de 10 gr. par litre d'eau.

TUSSILAGE

Le tussilage, appelé aussi pas d'âne en raison de sa forme qui rappelle le pas de l'âne, est une plante qui pousse spontanément dans les terrains argileux.

On utilise sa fleur.

Ses propriétés sont pectorales et calmantes. On l'utilise dans les catarrhes des bronches.

On fait l'infusion à raison de 5 gr. de fleurs séchées par litre d'eau.

VALERIANE

La valériane est une plante qui croît à l'état sauvage. On utilise les rhizomes.

On l'emploie contre les états de prostration ; contre les vertiges et les insomnies provenant d'un état anémique.

C'est le remède souverain de l'hystérie.

C'est aussi un vermifuge.

Il ne guérit pas le diabète mais l'atténue considérablement.

C'est également un vulnéraire.

On fait l'infusion à raison de 10 gr. de rhizome séché par litre d'eau.

VIOLETTE

La violette pousse et fleurit au printemps, à l'état sauvage, dans les champs et les bois.

On utilise sa fleur.

Ses propriétés sont pectorales et diurétiques.

On l'emploie sous forme d'infusion à raison de 20 gr. de violette séchée par litre d'eau.

ELIXIR DE LONGUE VIE

Pour vivre vieux, il importe de vivre sainement et d'éviter les excès de toutes sortes.

Cependant, il existe une recette qui permet d'entretenir le corps en bonne santé en le nettoyant périodiquement.

Mettez dans un mortier 100 gr. d'aloès, 10 gr. de racine de gentiane, 10 gr. de racine de rhubarbe, 10 gr. de rhizome de zédoaire, 10 gr. de safran, 10 gr. d'agaric blanc. Ecrasez et réduisez en poudre puis mettez dans un récipient et versez dessus quatre litre d'alcool à 60°. Bouchez hermétiquement et laissez macérer dix jours.

Filtrez ensuite à travers une double épaisseur de linge et pressez avec les mains pour exprimer tout le jus.

Prendre deux cuillerées à soupe de cette teinture le matin à jeun pendant dix jours tous les deux mois.

On peut se faire une idée du nettoyage qui s'opère au cours de la cure, quand on considère les propriétés des plantes employées.

L'aloès est laxatif, purgatif, cholalogue et stomachique.

La gentiane est fébrifuge.

La rhubarbe est stomachique et tonique.

Le zédoaire est stimulant.

Le safran est antispasmodique, sédatif et hypnanogue.

L'agaric blanc est antisudoral.

On voit ainsi qu'à petites doses et sans déterminer de troubles, l'élixir de longue vie entretient en état de bon fonctionnement les intestins, l'estomac, les voies biliaires, la pureté du sang, etc...

DÉFINITIONS

Analgésique : qui produit l'insensibilité à la douleur.

Astringent : qui resserre.

Carminatif : se dit des remèdes qui ont la propriété d'expulser les vents des intestins.

Antispasmodique : se dit des remèdes que l'on emploie contre les spasmes.

Diurétique : qui fait uriner.

Emménagogue : se dit des médicaments qui provoquent l'apparition des règles.

Fébrifuge : qui guérit la fièvre.

Emollient : qui relâche, détend et amollit.

Sédatif : qui calme les douleurs.

Sternutatoire : qui provoque l'éternuement.

Hémostatique : qui arrête les hémorragies.

Stomachique : propre à rétablir le fonctionnement troublé de l'estomac.

Sudorifique : qui provoque la sudation.

Tonique : qui fortifie ou réveille l'activité des organes.

Tonicardiaque : tonique du cœur.

Vulnéraire : propre à la guérison des plaies et blessures.

TABLE DES MATIÈRES

                                                                                  Pages

HYGIENE GENERALE	7
La peau	7
La respiration	9
Les dents	10
Les cheveux	11
HYGIENE ALIMENTAIRE	13
Infusion de figues	15
Infusion d'eucalyptus	15
Hydromel vineux	16
Tisane de réglisse	16
Tisane d'orge	16
Boisson pour entretenir la santé	17
Tisane de santé	17
Tisane pour purifier le sang	18
Tisane de racine de patience pour se purger	19
Conseils pour la préparation des tisanes	19
HYGIENE DE LA FEMME ENCEINTE	21
HYGIENE DU NOURRISSON ET DE LA NOURRICE	23
Première toilette	23
Allaitement	25
Causes qui empêchent l'allaitement maternel	26
Sevrage	27
Sorties	28

Pages

LA CONQUETE DU BONHEUR AU SERVICE DE LA SANTE 29

MALADIES 37
- Abcès (pour faire mûrir un) 37
- Anémie .... 38 et 40
- Asthme 39
- Appétit perdu 39
- Affections cardiaques 40
- Artério-sclérose 40
- Boutons 40
- Boulimie 41
- Bronchite 41
- Brûlures 42
- Brûlures d'estomac 42
- Calculs (pour adoucir la douleur causée par les) 43
- Calculs à la vessie 43
- Calculs 44
- Cataplasme (manière de faire un) 44
- Cataplasme de graine de lin 44
- Cataplasme de fécule de pomme de terre 44
- Cataplasme sinapisé 44
- Catarrhes 44
- Cheveux, moyen de faire croître et revenir 45
- Cheveux qui tombent 45
- Clou ou furoncle 45
- Colique hépatique 46
- Colique néphrétique 46
- Congestion du foie 48
- Constipation 49
- Contusions 50
- Contusions à la tête 50
- Cornes aux pieds et aux mains 50
- Cors aux pieds 50
- Crevasses aux seins 52
- Cystite 52
- Coliques des enfants 52
- Coliques des nourrissons 52

Pages

Convalescence	53
Constipation habituelle	53
Chlorose	53
Dartres sur le visage	53
Digestion difficile	54
Doigts, mains ou pieds écrasés ou meurtris	54
Dents, pour donner de l'éclat aux	55
Diarrhée	55
Douleur des dents	56
Douleurs d'estomac	56
Dureté d'oreille	56
Dysurie	57
Dysenterie	57
Dyspepsie	59
Dents qui se déchaussent	59
Dysménorrhées	60
Dartres	60
Ecorchures	62
Ecorchures ou inflammations des pieds	62
Enflure et inflammation des jambes	62
Enflure douloureuse des yeux	63
Eczéma	63
Engelures, pour se préserver des	65
Engelures	65
Endocardite	66
Enrouement	66
Entéralgie	67
Empoisonnement causé par les champignons	67
Engourdissement des membres	67
Erésipèle	68
Entorse ou foulure	68
Epilepsie infantile	69
Epilepsie	69
Extension violente des nerfs et des muscles	69
Estomac enflé au sortir d'une maladie	70
Foulure	70
Fistules	70

	Pages
Gale	71
Gale de la tête	72
Gale des jambes	72
Gastralgie	73
Ganglions	73
Genoux douloureux et enflés	73
Gercures des mains, des lèvres ou de tout autre endroit	74
Goût perdu ou dépravé	75
Goutte	75
Hémorroïdes	75
Hémorroïdes (pour apaiser la douleur causée par les)	76
Hémorragie d'une plaie	77
Hoquets fréquents	77
Inflammation du gosier	78
Inflammation d'une plaie	77
Incontinence d'urine	78
Indigestion	79
Jaunisse	80
Joues enflées par fluxion	80
Langue enflée	81
Langue desséchée ou fendue par la fièvre	81
Langue ulcérée	81
Langue paralysée	81
Membres tremblants	82
Migraine	82
Morsure	82
Morsures de vipères ou d'autres serptents	83
Nerfs atrophiés	84
Névralgie	85
Néphrite	85
Obésité	85
Œil au beurre noir	86
Oignons aux pieds	86
Ongles fendus	86
Oppression nocturne	86
Palpitations	87

	Pages
Panaris	87
Péricardite	88
Peaux sèches	88
Pesanteur d'estomac	89
Piqûre d'abeille, de guêpe et d'araignée	89
Piqûres d'orties	90
Piqûres d'abeilles	90
Plaies à la tête	91
Plaies au visage	91
Plaies qui ne veulent pas se fermer	91
Plaies	92
Plaies des jambes	93
Plaies de la vessie	93
Pieds enflés, lourdeur et lassitude des pieds	93
Polype	94
Pleurésie	94
Point de côté	96
Purgatifs doux	97
Poitrine oppressée	97
Rate enflée	98
Rate (douleur de la)	98
Reins douloureux	99
Règles trop abondantes	100
Règles irrégulières	100
Rétention d'urine	100
Rhumatisme chronique	101
Rhumastisme	101
Rhume	102
Strangurie	101
Sciatique	103
Scorbut	104
Premiers soins	104
Blessure	104
Morsure	105
Piqûres d'insectes	105
Morsures de serpents	105
Insolations	106

                                                                Pages
Secours à porter aux noyés 106
Sécrétion de lait chez une nourrice (pour augmenter
la) 107
Surdité 108
Syncope 108
Seins enflés et enflammés 108
Sueurs aux pieds et aux mains 110
Sueur fétide 110
Sudorifiques 110
Soif excessive 111
Ténia ou ver solitaire 112
Taches et lentilles du visage 114
Taies des yeux 114
Teint (pommade pour blanchir le) 114
Teint clair (pour avoir le) 115
Teigne 116
Tintements d'oreille 117
Tumeurs scrofuleuses 117
Tumeur ou ulcère à la lèvre 118
Tumeur à la racine ou aux environs des ongles 118
Ulcères 119
Ulcères aux jambes 121
Ulcères simples du gosier 121
Ulcères dans la bouche 122
Ulcères aux reins ou à la vessie 122
Utérus (maladies de l') 123
Urine sanglante 123
Vapeurs 123
Varices ulcérées 124
Vomissements 124
Verrues 125
Vertige 125
Vomissements (pour provoquer les) 125
Ventre enflé 126
Vers intestinaux 126
Vessie ulcérée 126

	Pages
L'ART DE GUERIR PAR LE MAGNETISME	127
Principaux émetteurs de fluide	127
Les mains	128
Manière de faire une passe correctement	128
Passes longitudinales	128
Passes transversales	129
Impositions des mains	130
Le regard	130
Le souffle	130
L'eau magnétisée	130
PLANTES MEDICINALES	133
Amidon de blé	133
Absinthe	133
Aconit	134
Adonis vernalis	135
Aigremoine	136
Ail	136
Airelle	137
Alliaire	137
Amandier	138
Anémone pulsatille	139
Aneth	140
Angélique	141
Anis	141
Potentille argentée	142
Anthyllis vulnéraire	143
Armoise	143
Asperge	144
Ache des marais	145
Agar-Agar	146
Arnica	146
Acore vrai	147
Agaric blanc	147
Agaric de chêne	148
Alkékenge	148
Ancolie	149

                                                                Pages
Avoine 149
Balsamite 150
Bardane 150
Belladone 151
Benoite 152
Berbéris vulgaris 152
Bétoine 153
Bluet 153
Boldo 153
Bourgeons de pin 154
Bourgeons de peuplier 154
Bourdaine 155
Bouillon blanc 155
Bourrache 156
Bourse à pasteur 157
Bryone 157
Bruyère 158
Café 158
Campanule 159
Camomille romaine 159
Camomille allemande 160
Capillaire 161
Carotte 161
Cataire 162
Petite centaurée 162
Cade 163
Cassis 164
Chardon bénit 164
Cerfeuil 165
Chiendent 165
Cerise 165
Citron 166
Chélidoine 167
Chêne 167
Chicorée sauvage 168
Grande ciguë 168
Cochlearia 169

Pages

Coing	170
Colchique	170
Courge	171
Coquelicot	171
Cresson	172
Coriandre	172
Cumin	173
Chèvrefeuille	173
Caille-lait	173
Cardamine	174
Caroubier	174
Chardon marie	174
Chou	175
Concombre	175
Consoudre	176
Coronille	176
Datura	176
Douce amère	177
Drosera	178
Digitale pourpée	178
Ergot de seigle	179
Eucalyptus	180
Fenouil	181
Fougère mâle	181
Fraisier	182
Frêne	182
Fumeterre	183
Fragon épineux	183
Fraxinelle	184
Ficaire	184
Filipendule	184
Fucus vésiculeux	185
Galega	185
Goudron végétal	185
Genièvre	186
Genet	187
Gentiane	188

	Pages
Germandrée sauvage	189
Géranium	189
Guimauve	189
Gingembre	190
Gui	191
Grenadier	191
Houblon	192
Hysope	192
Houx	193
Héliotrope	193
Hêtre	194
Hépatique	194
Impératoire	194
Iris	195
Jalap	195
Jusquiame	196
Jasmin	196
Laurier commun	197
Laurier cerise	197
Laurier rose	198
Lavande	198
Lichen d'Islande	199
Lierre commun	200
Lierre terrestre	200
Lycopode	201
Lin	201
Lis	202
Liseron	202
Lupin	202
Maïs	203
Mauve	203
Mélisse	204
Menthe	204
Ményanthe	205
Mercuriale	205
Millefeuille	206
Millepertuis	206

	Pages
Morelle	207
Mousse de corse	207
Muguet	208
Muscade	209
Narcisse des prés	209
Noyer	209
Oignon	210
Olive	210
Origan	211
Ortie	211
Oranger	211
Orge	212
Ortie blanche	213
Oseille	213
Pavot	213
Persil	214
Pissenlit	214
Plantain	215
Pervenche	215
Pensée sauvage	216
Pariétaire	216
Patience	216
Pied de chat	217
Pimprenelle	217
Poireau	218
Pomme	218
Primevère	218
Pivoine	219
Piment des jardins	219
Raifort	219
Rhubarbe	220
Romarin	220
Rose pâle	221
Rose rouge	221
Ronce	222
Rue	222
Sabine	223

	Pages
Salsepareille	223
Safran	224
Sauge	224
Saponaire	224
Scille	225
Scolopendre	225
Serpolet	226
Sureau	226
Scrofulaire	227
Scabieuse	227
Saule osier	227
Tamarin	228
Tilleul	228
Thym	229
Tussilage	229
Valériane	230
Violette	230
ELIXIR DE LONGUE VIE	231
DEFINITIONS	233

INDEX ALPHABÉTIQUE
des propriétés des plantes médicinales

— A —

	Pages
Abcès, voir Lin	201
Adoucissant, voir Pied de chat	217
Affaiblissement, voir Houblon	192
Affections cardiaques, voir Asperge	144
Affections utérines, voir Anémone	139
Anémie, voir Absinthe	133
Angélique	141
Chêne	167
Gentiane	188
Houblon	192
Maïs	203
Angine, voir Citron	166
Orge	212
Sauge	224
Analgésique, voir Aconit	134
Antihystérique, voir Coriandre	172
Camomille allemande	160
Fraxinelle	184
Antispasmodique, voir Drosera	178
Caille lait	173
Ciguë	168

Pages

                    Primevère 218
                    Oranger 211
                    Narcisse 209
                    Millepertuis 206
                    Gui 191
                    Tilleul 228
                    Serpolet 226
                    Safran 224
Antihémorragique, voir Sabine 223
Antiscorbutique, voir Raifort 219
                    Oseille 213
                    Cardamine 174
Antiscrofuleux, voir Chêne 167
Anthrax, voir Chou 175
            Lin 201
            Ronce 222
Apéritif, voir Fraisier 182
        Asperge 144
        Jasmin 196
        Gentiane 188
Artério-sclérose, voir Fraisier 182
                    Genièvre 186
Arythmie, voir Muguet 208
Antiseptique, voir Millepertuis 206
Astringent, voir Frêne 182
        Fraisier 182
        Consoudre 176
        Caille lait 173
        Chèvrefeuille 173
        Coing 170
Astringent, voir Chêne 167
           Capillaire 161
           Primevère 218
           Pimprenelle 217
           Ortie blanche 213

		Pages
	Géranium	189
	Filipendule	184
	Scolopendre	225
	Rose rouge	221
	Ronce	222
Athsme, voir	Bardane	150
	Belladone	151
	Aigremoine	136
	Narcisse	209
	Hépatique	194
Asthme nerveux, voir Datura		176

— B —

Battements de cœur, voir Digitale		178
Blessures, voir Lavande		198
Bronchite, voir	Oranger	211
	Lin	201
	Lierre terrestre	200
	Lichen d'Islande	199
	Hépatique	194
	Goudron végétal	185
	Coquelicot	171
	Bourrache	156
	Balsamite	150
	Alliaire	137
Brûlures, voir	Amidon	133
	Carotte	161
Brûlures, voir	Chardon bénit	164
	Coing	170
	Laurier cerise	197

— C —

Calculs, voir Hêtre		194

Pages

Calmant, voir Camomille romaine	159
Anis	141
Pavot	213
Laurier cerise	197
Tussilage	229
Tilleul	228
Carminatif, voir Gingembre	190
Menthe	204
Laurier commun	197
Cataplasme, voir Guimauve	189
Bryone	157
Morelle	207
Lin	201
Laurier commun	197
Catarrhe des bronches, voir Hysope	192
Eucalyptus	180
Coquelicot	171
Bourgeons de pins	154
Balsamite	150
Alliaire	137
Millepertuis	206
Tussilage	229
Catarrhe intestinal, voir Rhubarbe	220
Catarrhe stomacal, voir Lavande	198
Catarrhe gastro intestinal, voir Lavande	198
Chlorose, voir Chêne	167
Angélique	141
Maïs	203
Thym	229
Cholalogue, voir Rhubarbe	220
Olive	210
Cirrhose, voir Genièvre	186
Boldo	153
Cicatrisant, voir Anthyllis	143
Clous, voir Carotte	161

Pages

Colique, voir Gingembre	190
Camomille romaine	159
Primevère	218
Pavot	213
Impératoire	194
Colique des enfants, voir Aneth	140
Colique néphrétique, voir Olive	210
Maïs	203
Colique hépatique, voir Olive	210
Coqueluche, voir Drosera	178
Caille lait	173
Ciguë	168
Narcisse	209
Laurier cerise	197
Serpolet	226
Congestion cérébrale, voir Jalap	195
Constipation, voir Guimauve	189
Olive	210
Tamarin	228
Constipation chronique, voir Agar-Agar	146
Pomme	218
Contusion, voir Arnica	146
Lis	202
Convulsions, voir Pivoine	219
Cors aux pieds, voir Ail	136
Coupure, voir Millepertuis	206
Crampe, voir Gui	191
Crachements de sang, voir Bourse à Pasteur	157
Crevasses des seins, voir Consoudre	176
Cystite, voir Poireau	218
Maïs	203

Pages

— D —

Dartres, voir Carotte	161
Scabieuse	227
Patience	216
Pensée sauvage	216
Douce amère	177
Ciguë	168
Dépuratif, voir Bardane	150
Chicorée	168
Douce amère	177
Fumeterre	183
Salsepareille	223
Saponaire	224
Patience	216
Pissenlit	214
Oranger	211
Dents, voir Potentille	142
Démangeaisons, voir Laurier cerise	197
Concombre	175
Délire alcoolique, voir Jusquiame	196
Diabète, voir Valériane	230
Diarrhées, voir Bourse à Pasteur	157
Benoîte	152
Potentille	142
Airelle	137
Amidon	133
Filipendule	184
Fraisier	182
Coronille	176
Consoudre	176
Chou	175
Caroubier	174
Caille lait	173

		Pages
	Chèvrefeuille	173
	Coing	170
	Ronce	222
	Primevère	218
	Pavot	213
	Orge	212
	Aigremoine	136
Digestif, voir	Café	158
	Boldo	153
	Muscade	209
	Jasmin	196
	Laurier commun	197
	Houblon	192
	Coriandre	172
	Citron	166
Diurétique, voir	Carotte	161
	Camomille romaine	159
	Bruyère	158
	Bryone	157
Diurétique, voir	Bourrache	156
	Bardane	150
	Ancolie	149
	Avoine	149
	Alkékenge	148
	Ache des marais	145
	Asperge	144
	Alliaire	137
	Ail	136
	Adonis	135
	Aconit	134
	Iris	195
	Genêt	187
	Genièvre	186
	Filipendule	184
	Fragon épineux	183
	Frêne	182
	Fraisier	182

	Pages
Cresson	172
Chélidoine	167
Cerise	165
Chiendent	165
Violette	230
Sureau	226
Ronce	222
Raifort	219
Pimprenelle	217
Pariétaire	216
Pissenlit	214
Oseille	213
Muguet	208
Mercuriale	205
Maïs	203
Laurier commun	197
Persil	214
Douleurs, voir Balsamite	150
Dyspepsie, voir Petite Centaurée	162
Coriandre	172
Dysenterie, voir Potentille	142
Airelle	137
Consoudre	176
Dysménorrhées, voir Armoise	143
Rue	222

— E —

Eczémas, voir Goudron végétal	185
Douce amère	177
Emollient, voir Orge	212
Maïs	203
Mauve	203
Hêtre	194
Capillaire	161
Tilleul	228

Pages

Sureau	226
Pariétaire	216
Emménagogue, voir Persil	214
Ményanthe	205
Cataire	162
Cumin	173
Camomille romaine	159
Camomille allemande	160
Acore vrai	147
Armoise	143
Safran	224
Sabine	223
Romarin	220
Enrouements, voir Hêtre	194
Amande	138
Aigremoine	136
Engelure, voir Noyer	209
Endocardite, voir Adonis vernalis	135
Entéralgie, voir Menthe	204
Anis	141
Aconit	134
Epilepsie, voir Jusquiame	196
Gui	191
Armoise	143
Pivoine	219
Estomac paresseux, voir Acore vrai	147
Essoufflement, voir Gui	191
Excitant, voir Café	158
Expectorant, voir Iris	195
Capillaire	161
Excoriation, voir Lycopode	201
Eupeptique, voir Menthe	204

Pages

— F —

Fébrifuge, voir Saule osier	227
Scrofulaire	227
Persil	214
Ményanthe	205
Lichen d'Islande	199
Gentiane	188
Frêne	182
Chardon bénit	164
Petite Centaurée	162
Berbéris vulgaris	152
Fébrifuge, voir Ail	136
Absinthe	133
Fièvre intermittente, voir Houx	193
Eucalyptus	180
Camomille romaine	159
Fièvre quarte, voir Gentiane	188
Fibrome, voir Ergot de seigle	179
Flux hémorroïdal, voir Millefeuille	206
Foie, voir Pissenlit	214
Hépatique	194
Boldo	153
Foulure, voir Laurier commun	197
Armoise	143
Furoncle, voir Ronce	222
Lin	201
Goudron végétal	185
Chou	175
Carotte	161

Pages

— G —

Gale, voir Scabieuse	227
Patience	216
Lupin	202
Cade	163
Galactogène, voir Fenouil	181
Gastralgie, voir Oranger	211
Menthe	204
Anis	141
Aconit	134
Gargarisme, voir Hêtre	194
Chêne	167
Gastro-entérite, voir Jalap	195
Gaz intestinaux, voir Impératoire	194
Gingembre	190
Menthe	204
Laurier commun	197
Gerçures, voir Lycopode	201
Gerçures aux mains, voir Coing	170
Gerçures aux seins, voir Coing	170
Consoudre	176
Gerçures des lèvres, voir Coing	170
Gravelle, voir Boldo	153
Ail	136
Grippe, voir Serpolet	226
Adonis vernalis	135
Aconit	134
Goutte, voir Thym	229
Raifort	219
Héliotrope	193
Germandrée	189
Frêne	182
Fraisier	182

	Pages
Douce amère	177
Colchique	170
Citron	166
Anémone	139
Aconit	134

— H —

Hémostatique, voir Agaric de chêne	148
Belladone	151
Berbéris vulgaris	152
Bourse à pasteur	157
Hémostatique, voir Chêne	167
Chardon marie	174
Consoudre	176
Digitale	178
Ergot de seigle	179
Hépatique	194
Jalap	195
Millefeuille	206
Plantain	215
Pimprenelle	217
Hémorroïdes, voir Bourgeons de peuplier	154
Bouillon blanc	155
Cerfeuil	165
Ficaire	184
Hoquet, voir Oranger	211
Hystérie, voir Pivoine	219
Gentiane	188
Hypertension, voir Gui	191

— I —

Incontinence d'urine, voir Millefeuille	206
Ergot de seigle	179

Pages

Indigestion, voir Tilleul	228
Mélisse	204
Inflammation de la gorge, voir Campanule	159
Inflammation des yeux, voir Cerfeuil	165
Inflammation des intestins, voir Guimauve	189
Lin	201
Inflammation de l'estomac, voir Lin	201
Inflammation dès voies respiratoires, voir Jalap	195
Insomnie, voir Safran	224
Café	158

— J —

Jaunisse, voir Bluet	153
Carotte	161
Chélidoine	167

— L —

Lavement, voir Guimauve	189
Chêne	167
Langueur, voir Coriandre	172
Laxatif, voir Bourdaine	155
Carotte	161
Chicorée	168
Caroubier	174
Chou	175
Frêne	182
Mauve	203
Patience	216
Rose pâle	221
Lotions, voir Chêne	167
Lumbago, voir Ortie	211
Piment	219

Pages

— M —

Mal de tête, voir Cerise 165
Maladies de peau, voir Chélidoine 167
                          Cochlearia 169
Ménopause, voir Gui 191
Mélancolie anxieuse, voir Jusquiame 196
Migraine, voir Mélisse 204
             Héliotrope 193
             Gui 191

— N —

Néphrite, voir Maïs 203
           Poireau 218
           Scille 225
Névralgie, voir Aconit 134
           Laurier cerise 197
           Thym 229

— O —

Obésité, voir Adonis 135
Oreille bourdonnante, voir Gui 191

— P —

Panaris, voir Carotte 161
           Lin 201
           Ronce 222
Palpitations, voir Muguet 208
             Oranger 211
             Gui 191

Pages

Pectoral, voir **Hysope**	192
Guimauve	189
Bouillon blanc	155
Violette	230
Pectoral, voir **Tussilage**	229
Pied de chat	217
Mauve	203
Peau, maladies de, voir **Chélidoine**	167
Bardane	150
Péricardite, voir **Adonis**	135
Pertes blanches, voir **Sauge**	227
Pierres, voir **Bardane**	150
Ail	136
Plaies, voir **Lavande**	198
Aigremoine	136
Sauge	224
Lis	202
Pneumonie, voir **Adonis**	135
Aconit	134
Point de côté, voir **Avoine**	149
Lin	201
Prostration, voir **Genêt**	187
Angélique	141
Arnica	146
Valériane	230
Safran	224
Purgatif, voir **Lierre commun**	200
Lichen d'Islande	199
Jalap	195
Iris	195
Fenouil	181
Colchique	170
Cochlearia	169
Chélidoine	167
Bryone	157

		Pages
	Bourdaine	155
	Berbéris Vulgaris	152
Purgatif, voir Agaric blanc		147
	Rhubarbe	220
	Olive	210
	Liseron	202
	Lin	201

— R —

Rate, voir Pissenlit	214
Rate hypertrophiée, voir Ergot de seigle	179
Reconstituant, voir Avoine	149
Règles, voir Héliotrope	193
Règles douloureuses, voir Bourse à Pasteur	157
Camomille romaine	159
Rétention d'urine, voir Poireau	218
Oignon	210
Digitale	178
Asperge	144
Révulsif, voir Piment	219
Rhumatisme, voir Thym	229
Salsepareille	223
Piment	219
Pomme	218
Ortie	211
Origan	211
Ményanthe	205
Houx	193
Frêne	182
Colchique	170
Douce amère	177
Bardane	150
Aconit	134
Anémone	139
Rhumatisme chronique, voir Cassis	164

Pages

Rhumatisme articulaire aigu, voir Citron 166
Rhume, voir Citron 166

— S —

Sciatique, voir Ortie 213
Scorbut, voir Lierre terrestre 200
    Goudron végétal 185
    Cardamine 174
    Cresson 172
    Cochlearia 169
    Citron 166
    Alliaire 137
Scrofule, voir Scrofulaire 227
    Noyer 209
    Fumeterre 183
    Fucus vésiculeux 185
    Cochlearia 169
    Chêne 167
Sédatif, voir Pavot 213
Sécrétion lactée, voir Aneth 140
    Anis 141
Soif, pour apaiser la, voir Alkégenge 148
Sternutatoire, voir Bétoine 153
Stimulant, voir Romarin 220
    Rue 222
    Sauge 224
    Mélisse 204
    Hysope 192
    Coriandre 172
    Cataire 162
Stimulant, voir Camomille romaine 159
    Absinthe 133
Stomachique, voir Tilleul 228
    Millefeuille 206

Millepertuis	206
Gingembre	190
Coriandre	172
Petite centaurée	162
Camomille romaine	159
Sudorifique, voir Sureau	226
Saponaire	224
Gentiane	188
Galega	185
Frêne	182
Chardon marie	174
Cumin	173
Colchique	170
Bourrache	156
Bardane	150
Acore vrai	147
Houblon	192
Sueurs nocturnes, voir Agaric blanc	147
Syncope, voir Mélisse	204
Syphilis, voir Galega	185
Ciguë	168
Boldo	153

— T —

Ténia, voir Grenadier	191
Fougère	181
Teint, pour éclaircir le, voir Citron	166
Tonique, voir Saponaire	224
Sauge	224
Lichen d'Islande	199
Germandrée	189
Gentiane	188
Fumeterre	183
Frêne	182

		Pages
	Coronille	176
	Chou	175
	Coing	170
	Cochléaria	169
	Chêne	167
	Chardon bénit	164
	Petite centaurée	162
	Camomille romaine	159
	Balsamite	150
	Absinthe	133

Tonicardiaque, voir Laurier rose 198
            Genêt 187

Toux, voir Laurier cerise 197
            Hépatique 194
            Aconit 134

Toux coquelucheuse, voir Benoîte 152

Toux chronique, voir Lichen d'Islande 199
            Hysope 192
            Bardane 150

Toux rebelle, voir Capillaire 161
            Belladone 151

Trachéite, voir Lichen d'Islande 199
            Lin 201

Tremblement sénile, voir Jusquiame 196

Tuberculose, voir Noyer 209
            Maïs 203
            Eucalyptus 180
            Caroubier 174
            Chou 175
            Bardane 150
            Agaric blanc 147
Typhoïde, voir Adonis 135

Pages

— U —

Ulcères, voir Bouillon blanc	155
Carotte	161
Chardon bénit	164
Ulcères scrofuleux, voir Cresson	172
Héliotrope	193
Urée, voir Gui	191

— V —

Vermifuge, voir Absinthe	133
Ail	136
Balsamite	150
Camomille romaine	159
Carotte	161
Petite centaurée	162
Fraxinelle	184
Gentiane	188
Houblon	192
Mousse de corse	207
Valériane	230
Vers intestinaux, voir Cade	163
Courge	171
Vers intestinaux, voir Fougère	181
Jalap	195
Lupin	202
Verrues, voir Chélidoine	167
Vertige, voir Mélisse	204
Coronille	176
Vessie, maladies de la, voir Lierre terrestre	200
Vomissements, voir Menthe	204
Gui	191
Coronille	176

	Pages
Vomitif, voir Colchique	170
Chélidoine	167
Betoine	153
Bryone	157
Vue troublée, voir Gui	191
Vulnéraire, voir Valériane	230
Pimprenelle	217
Pied de chat	217
Pervenche	215
Lierre terrestre	200

— Y —

Yeux, maladies d', voir Bluet	153
Coing	170

Achevé d'imprimer en octobre 2006
sur les presses de la Nouvelle Imprimerie Laballery
58500 Clamecy
Dépôt légal : octobre 2006
Numéro d'impression : 610052

Imprimé en France